Quintessence DENTAL Implantology 別冊

デジタルデンティストリーの進化と検証

―ガイデッドサージェリーおよび
CAD/CAMテクノロジーの可能性とは―

Osseointegration study club of Japan

オッセオインテグレイション・スタディクラブ・オブ・ジャパン

13th ミーティング　抄録集

監修　鈴木真名

編　小川勝久／勝山英明／林　美穂／船登彰芳／牧草一人／南　昌宏

JN170434

本別冊は、2014年7月12日(土)、13日(日)に日本歯科大学生命歯学部富士見ホール・九段ホールで開催された「オッセオインテグレイション・スタディクラブ・オブ・ジャパン13thミーティング」を再編集したものである。

クインテッセンス出版株式会社

Oj 第2回都民フォーラム
「歯を失う原因とインプラント治療〜条件の違いによる適切な治療方法〜」

オッセオインテグレイション・スタディクラブ・オブ・ジャパン(OJ)2014年 年次ミーティングに併せ、都民フォーラムが開かれた。今回の巻頭企画では、OJ主催の第2回都民フォーラムのレポートをお送りする。

　この都民フォーラムは昨年に引き続き行われた試みで、発案者である鈴木真名OJ会長の「報道されたインプラントに関連するトラブルの内容から、インプラント治療に対する一般の方々と歯科医師の認識との間には乖離があると感じている。そこで、OJでは従来から取り組んできたインプラント治療の技術の向上に加え、国民の皆様にインプラント治療を正しく理解していただく取り組みも新たな目標に設定する」という思いからスタートした(図1)。

　今回のテーマは「歯を失う原因とインプラント治療」ということで、歯を失う三大原因である「虫歯」「歯周病」「外傷」を軸に3名の講師が登壇した。まず、OJの副会長でもある奥田裕司先生(大阪府開業)が「歯を失う原因・虫歯 正しい処置で将来の歯の健康を守る！」と題して、虫歯で歯を失わないようにするための心がけなどに言及した。「8020運動」から話を始め、参加者に難しい話ではないと認識させたり、卑近な例を積極的に取り上げたりして、足を運んでくれた方を飽きさせまいとする姿勢がうかがえた。虫歯の進行が原因で歯を失った場合、将来において健康な歯をできる限り多く残すために適切な治療を受けることが重要と結論付けた。

　続いて、申 基喆先生(明海大学歯学部口腔生物再生医工学講座歯周病学分野・教授)が「歯周病患者でもインプラント治療ができますか？」のタイトルで講演した。まず、国民の約8割が何らかの歯周病に罹患していると説明し、歯周病のメカニズムなどに触れた。その後、インプラントとのかかわりということで、ここではやはりインプラント周囲炎を取り上げた。申先生は極力専門用語を避け、わかりやすい平易な言葉を用いて説明していた。途中、インプラントが20本以上埋入されているパノラマX線画像や、状態の非常に悪い歯周病患者の口腔内写真が示されると、会場から「うわ〜」と悲鳴にも似た声が上がり、参加者が熱心に聴き入っている様子が察せられた。

　最後に、外傷由来の喪失について髙森 等先生(日本歯科大学附属病院インプラント診療センター教授)が「事故・けがで歯を失った！　歯の機能と審美性を回復する適切な治療とは？」を講演した。外傷で歯を失った場合の特徴として、顎骨や歯肉まで大きなダメージを受けている可能性を指摘し、歯の機能と審美性を取り戻し、QOLを確保するには、インプラント治療が有効な選択肢の1つになると説明した。また、会場には女性が多かったためか、ビスフォスフォネートと乳がんの骨転移の関係に触れた際の反応はとりわけ大きかった。

　3名の講演が終わると、鈴木会長を加えたパネルディスカッションへ移った(図2)。ここでは、事前に集めていたアンケートに基づいて座長を務めた元OJ会長の木原敏裕先生(奈良県開業)が質問項目を立て、回答するパ

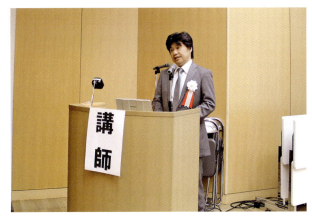

図1　「国民の皆様に正しくインプラント治療を理解していただくための取り組みとしてこの都民フォーラムを開催している」と話す鈴木真名会長。

ネラーを指名する形式をとった。虫歯、歯周病、外傷に関する質問と講演内容に即した回答がなされ、最後の「どうしたらインプラントの正しい情報が得られるでしょうか？」という質問には、鈴木会長が「さまざまなところから情報を得て、自分で判断することが重要です。それは信頼できる歯科医院や大学病院、あるいはセカンドオピニオンでもいい。インプラントの、ひいては歯科の正しい情報を国民に提供し、参考にしてもらえればと思って活動しています」と回答し、パネルディスカッションの幕は閉じた。

その後の個別相談では、去年を大幅に上回る数の参加者が面談を希望した（図3）。希望者には年配の女性が多く、なかには去年の都民フォーラムにも参加し、今年もとてもわかりやすかったと語る方もいた。また、インプラント治療のために2度転医したが、術後の具合が悪いという訴えに耳を貸してもらえないと窮状を話す方もいた。インプラント治療を受けようか悩んでいる方、セカンドオピニオンを求めている方、あるいは治療後の対応に納得がいかない方さまざまであったが、全員に共通していたのは「本当に信頼できる歯科医師はどこにいるのか」を切実に知りたがっていることであった。OJ正会員の先生方が、予定されていた時間を大幅に延長して相談者の訴えに真摯に耳を傾けている姿が印象的であった。

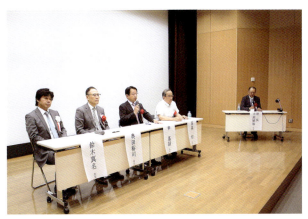

図2　各講演後のパネルディスカッション。左より、鈴木真名会長、奥田裕司先生、申 基喆先生、髙森 等先生、座長を務めた木原敏裕先生。

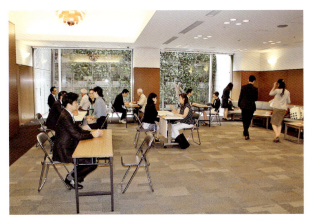

図3　予想したよりも相談希望者が多く、デスクと相談員を増やして対応した個別相談。ご家族同伴で来られる方もいた。

CONTENTS

REPORT

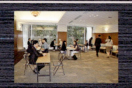

- OJ 第2回都民フォーラム「歯を失う原因とインプラント治療〜条件の違いによる適切な治療方法〜」 **4**

会員発表

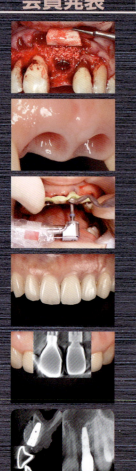

- 補綴装置と歯周組織の接点：天然歯クラウン、ポンティック、インプラント支持型クラウンの歯肉縁下カントゥア　　　　　　　　　　木林博之　**10**

- 学際的治療をともなうインプラント治療の Minimal Intervention ―上顎両中切歯部の再建を行った症例より―　　　　　　　　　　佐藤琢也　**16**

- インプラントポジションを考慮しリスクマネジメントを施した症例
　　　　　　　　　　中村茂人　**22**

- 審美領域における天然歯とインプラント治療を考える
　　　　　　　　　　中川雅裕　**28**

- インプラント接合様式による Implant-Abutment Joint Contamination Area に関する考察
　　　　　　　　　　福留淳一　**34**

- 上顎前歯部単独歯欠損部へのインプラント治療―理想的なインプラント埋入―
　　　　　　　　　　藤田憲一　**40**

正会員発表

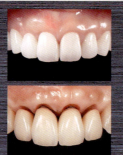

- Esthetic Consideration for Implant Therapy ―インプラント周囲組織の予知性を向上させるキーファクターについて―　　　　　　　　宇毛　玲　**46**

- 前歯部多数歯審美インプラントのための三次元的ティッシュマネージメントと補綴処置
　　　　　　　　　　鈴木健造　**52**

CONTENTS

- 顎堤再建をともなう審美領域のインプラント修復におけるティッシュマネージメント
  根本康子 **58**

- プラットフォームスイッチングの科学―基礎的研究結果の提示から臨床的考察まで―
  牧草一人 **64**

デジタルデンティストリーの進化と検証

- 今までのインプラント治療とコンピュータガイデッドサージェリーによって変わるこれからのインプラント治療
  三好敬三 **72**

- Controversies and Innovations in Implants and Esthetics
  日髙豊彦 **80**

- デジタルデンティストリーがもたらすインプラント補綴―長寿社会を迎えて―
  田中譲治 **86**

- Implant Digital Dentistry 成功の鍵
  山下恒彦 **92**

- CAD/CAM Technology and Handicraft
  中島清史 **100**

- さまざまな最新器械を用いた Veneers 修復
  山﨑長郎 **108**

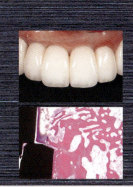

シンポジウム

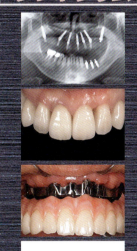

歯科衛生士セッション

- 医院で取り組むインプラント治療―インプラントコーディネータ導入でシステムを改善―
  木村麻弥、木村洋子 **116**

- どこを診る、インプラントのメインテナンス
  藤本和泉、林 美穂 **120**

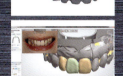
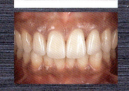
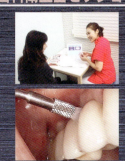

執筆者一覧 (五十音順、敬称略)

宇毛　玲(ウケデンタルオフィス)
木林博之(きばやし歯科医院)
木村麻弥(マロ・クリニック札幌)
木村洋子(マロ・クリニック札幌)
佐藤琢也(サトウ歯科・デンタルインプラントセンター大阪)
鈴木健造(健造デンタルクリニック)
田中譲治(田中歯科医院)
中川雅裕(中川歯科医院)
中島清史(KNデンタルラボラトリー)
中村茂人(デンタルクリニックアレーズ銀座)
根本康子(表参道デンタルオフィス)
林　美穂(歯科・林美穂医院)
日髙豊彦(日高歯科クリニック)
福留淳一(福留歯科医院)
藤田憲一(藤田歯科医院)
藤本和泉(歯科・林美穂医院)
牧草一人(牧草歯科医院)
三好敬三(三好デンタルクリニック)
山﨑長郎(原宿デンタルオフィス)
山下恒彦(デンテックインターナショナル株式会社)

13thミーティング委員およびファウンダー (五十音順、敬称略／2014年7月13日時点)

会長
鈴木真名

副会長
奥田裕司、水上哲也、三好敬三

特別顧問(常任理事兼任)
上田秀朗、岡田隆夫、木原敏裕、夏堀礼二、宮本泰和

常任理事
石川知弘、浦野　智、小川勝久、勝山英明、工藤淳一、白鳥清人、十河厚志、高井康博、立木靖種、土屋賢司、西村　眞、船登彰芳、増田長次郎、松島正和、南　昌宏、矢野尚一、山下恒彦

ファウンダー
伊藤雄策、糸瀬正通、榎本紘昭、大塚　隆、小野善弘、河津　寛、河原英雄、小宮山彌太郎、佐藤直志、菅井敏郎、内藤正裕、中村公雄、中村社綱、波多野尚樹、細山　恒、本多正明、村上　斎、森本啓三、山﨑長郎

会員発表

木林博之
佐藤琢也
中村茂人
中川雅裕
福留淳一
藤田憲一

会員発表

補綴装置と歯周組織の接点：天然歯クラウン、ポンティック、インプラント支持型クラウンの歯肉縁下カントゥア

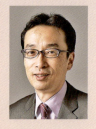

木林 博之

1983年　大阪大学歯学部附属歯科技工士学校卒業
1992年　大阪大学歯学部歯学科卒業
1997年　きばやし歯科医院開設
日本補綴歯科学会専門医、日本臨床歯周病学会認定医、大阪大学歯学部招へい教員

はじめに

　天然歯修復におけるクラウンカントゥアについては、これまでにさまざまな考えが提唱されてきたが、いまだ明確な結論が出ていないのが現状である[1]。また、インプラントの上部構造の歯肉縁下カントゥアについての文献は少なく[2〜5]、これも天然歯の場合と同様に結論は出ていない。しかし、クラウンカントゥアの形態が歯周組織に与える影響は非常に大きく、それが審美歯科治療の結果を大きく左右することを理解・整理しておくことは特に重要である。

　これまでの研究結果から、日常生活での自然な笑顔においては、ほとんどの人の上顎前歯歯冠と歯間乳頭が見えることがわかっている[6〜8]。このことは、前歯部審美修復において、ジンジバルスキャロップ（歯肉縁）および歯間乳頭のマネジメントが必要不可欠であることを示唆している。天然歯クラウンの歯肉縁や歯間乳頭は、ある程度の範囲であれば、補綴装置の歯肉縁下カントゥアによりマネジメントが可能である[9]。それと同様にポンティックやインプラント支持型クラウンでも、条件は限定されるもののそれらのマネジメントは可能である。

　本稿では、補綴装置の歯肉縁下カントゥアと辺縁歯肉の関係に焦点を当て、天然歯クラウン、ポンティック、インプラント支持型クラウンのそれぞれの歯肉縁カントゥアが辺縁歯肉の形態にどのような影響を与えるかを考察していきたい。

　審美修復の評価項目は、硬組織（歯）と軟組織（歯肉）に分けられる。硬組織の評価では歯の左右対称性、色調、質感が挙げられる。軟組織の評価では歯肉縁形態の平行性、左右対称性、歯肉頂（ゼニス）の位置、色調、炎症の有無が挙げられる。特に上顎左右中切歯の歯肉縁の対称性[10]は、天然歯修復、インプラントを問わず必要不可欠である。そして、歯肉の評価基準のうちの平行性、対称性、ゼニス、歯間乳頭のすべてに影響を受けるのが歯肉縁の対称性である。この歯肉縁の対称性を調整する方法には、一般的に矯正的方法や外科的方法が考えられる。しかし、それらのどの方法を用いても、最終局面では、プロビジョナルレストレーションの歯肉縁下カントゥアを調整し、左右の歯肉縁の対称性を調整する補綴的方法[9]が必要となる。

天然歯クラウン

　Weisgoldは彼の著書の中で、マージンがCEJよりも歯冠側にある場合での、アンダーカントゥアとオーバーカントゥア、歯肉のバイオタイプの違いによる歯周組織の変化を解説している（図1、2）[11]。補綴的方法のうちコンベックスなカントゥアによる歯頚線を退縮させる方法は、簡便で特に有効である。しかし、コンケーブなカントゥアにより歯頚線をクリーピングさせる方法は、ロール状歯肉や炎症を引き起こすリスクをともなうため難易度が高い。この現象を利用することで、1|1のジンジバルスキャロップをマネジメントした症例を示す。

補綴装置と歯周組織の接点：天然歯クラウン、ポンティック、インプラント支持型クラウンの歯肉縁下カントゥア

| 図1 | 図2 |

図1、2 歯肉縁下カントゥアの違いによる歯周組織の変化（バイオタイプがScalloped Thinの場合、参考文献11より引用・改変）。歯肉縁下カントゥアがアンダーカントゥア、すなわちコンケーブな形態では、歯肉は歯冠側にクリーピングを起こす（図1）。歯肉縁下カントゥアがオーバーカントゥア、すなわちコンベックスな形態では、歯肉は退縮を起こす（図2）。

天然歯修復症例（症例1-a〜f）

患者年齢および性別：35歳、女性（会社員）
主訴：上顎前歯部の審美障害
治療計画：1|1 および 2|2 の修復処置（2|はラミネートベニア）を計画。

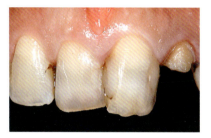

症例1-a 初診時正面観。

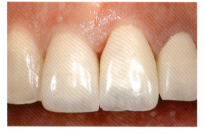

症例1-b フラットな歯肉縁下カントゥアをもつプロビジョナルレストレーション装着後2週の状態。左右非対称なジンジバルスキャロップを呈した。

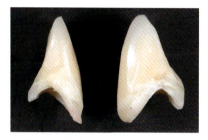

症例1-c 左右対称なジンジバルスキャロップとなるように調整したプロビジョナルレストレーション。|1 の歯肉縁下カントゥアをいったん隣接面から唇側にわたり全体の歯肉縁下カントゥアをコンケーブ状態にして、辺縁歯肉をクリーピングさせた。1| は反対に、唇側の歯肉縁下カントゥアをコンベックス形態にして歯肉退縮させた。

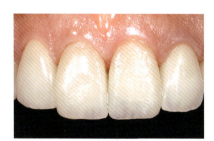

症例1-d その後、|1 の歯肉縁下カントゥアをコンケーブ形態から遊離歯肉を支持できるように、フラットな形態に修正後、歯肉縁下カントゥアを微調整することより左右対称なジンジバルスキャロップが得られた。

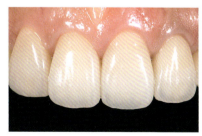

症例1-e 補綴装置装着後4年の正面観。辺縁歯肉に炎症は認めず、良好な状態である。

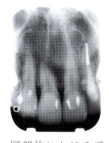

症例1-f 同部位におけるデンタルX線写真。

ポンティック

　審美領域で用いられるポンティックのデザインは、リッジラップ型、改良リッジラップ型、オベイト型、改良オベイト型の4つに限定される[2,12,13]。このうち特にオベイト型と改良オベイト型が有効である。改良オベイト型はオベイト型と比較して、唇側のカントゥアも天然歯と同じ形態をもち、仮に軟組織が退縮してもその審美性を維持できる（図3、4）[14]。そのため、歯槽堤の唇側に十分な軟組織の厚みがある場合は、改良オベイト型を第一選択とする。

　審美領域における欠損修復では、欠損部分の歯槽堤の再建はほぼ必須である。ポンティック直下の歯槽粘膜の厚さは、骨頂から1mm以上の厚さが必要であり、その範囲で、できるだけポンティック基底面を深く陥入させることで、基底面形態の調整範囲が大きくなる[17,18]。また、術後に生理的な歯肉退縮が起こっても、そのポンティック辺縁歯肉の審美性はある程度維持される。ポンティックのジンジバルスキャロップの調整域は、粘膜の厚さに制限されるものの、1mm以上の調整域があり、天然歯と比較して容易である。

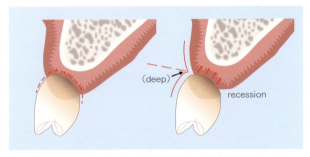

図3　オベイト型の欠点。歯頚部歯肉の経年的退縮により、"shadow"が現れ、審美性および食渣停滞などの機能性に問題を生じる（文献14より引用・改変）。

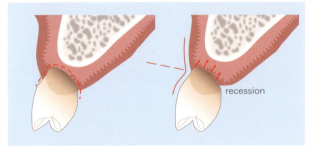

図4　改良オベイト型の利点。歯頚部歯肉の経年的退縮が生じても問題にはなりにくい（文献14より引用・改変）。

改良オベイト型ポンティックを用いた症例（症例2-a〜h）

患者年齢および性別：35歳、男性（会社員）
主訴：上顎前歯部の審美障害

治療計画：1部欠損歯槽堤の再建および2|2の再修復処置を計画。

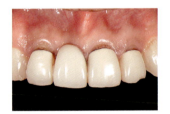 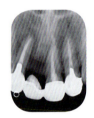 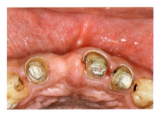 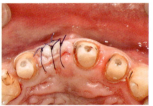

症例2-a, b　初診時の正面観とデンタルX線写真。1部歯槽堤に著しい吸収を認める。

症例2-c　結合組織移植（パウチ法）による歯槽堤造成術を計画。術前の欠損部歯槽堤の切縁観。水平的な吸収を認める。

症例2-d　術後の咬合面観。脂肪組織を含まない厚みのある良質な結合組織移植片を、上顎結節より採取した。

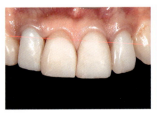 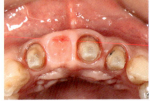 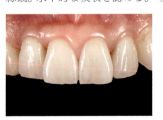 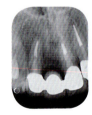

症例2-e　術後6ヵ月。組織安定後、ポンティックと支台歯のジンジバルスキャロップをプロビジョナルレストレーションの歯肉縁下カントゥアの形態修正により整えた[15]。

症例2-f　補綴装置装着時の切縁観。

症例2-g, h　補綴装置装着後3年の正面観とデンタルX線写真。

インプラントクラウン

インプラントクラウンの唇側サブジンジバルカントゥアに影響を与えるものは、①埋入ポジション、②アバットメントのスイッチングの有無、③硬・軟組織の厚み、が考えられる。この中でも特に十分な軟組織の厚みは、インプラント周囲の審美性と清掃性に大きく関与する。野澤らは、インプラント周囲の歯肉組織は、天然歯以上の厚みがあることで維持安定する、と報告している[18]。さらにRompenらも、コンケーブ型のサブジンジバルカントゥアにより唇側辺縁歯肉の退縮を最小限に抑えられることを報告しており、辺縁歯肉にできるだけ厚みをもたせることへの優位性を強調している[3]。また、Su、Leeらは、インプラント上部構造の歯肉縁下カントゥアを2つの領域に分けて考えるよう提唱している[4]。すなわち歯肉縁直下、1 mm以内のクリティカルカントゥアとその下からフィクスチャーサーフェスまでのサブクリティカルカントゥアである（図5）。このうちクリティカルカントゥアが歯肉縁のスキャロップに影響を与えると説明しており、これは歯肉縁下1 mm以内で行う、天然歯でのクラウンカントゥアの調整とよく似ている。これまでの研究よりわかることは、インプラントが理想的なポジションにある場合、十分な軟組織の裏打ちを得るためにサブクリティカルカントゥアはインプラントサーフェスよりほぼストレートに立ち上げる。そして、ジンジバルスキャロップは、歯肉縁下約1 mm以内のクリティカルカントゥアでマネジメントする[5]。また、サブクリティカルカントゥアの高さを調節することでも、補綴装置の辺縁歯肉の形態を変化させることができるため、ポンティック同様、その調整範囲は天然歯より自由度がある（図6）。

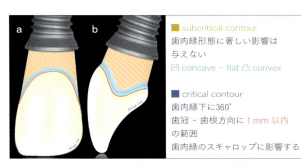

図5　インプラント支持型クラウンの歯肉縁下カントゥア（文献4より引用・改変）。a：正面観、b：側方観。

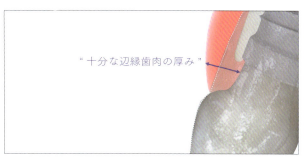

図6　唇側の辺縁歯肉の厚みを確保するためには、インプラントの埋入位置は天然歯の歯根よりも口蓋側に位置する必要がある。インプラント支持型クラウンと天然歯のカントゥアを重ね合わせることにより容易に理解できる。

インプラント支持型クラウンの症例（症例3-a〜p）

患者年齢および性別：58歳、女性（主婦）
主訴：|1の違和感

治療計画：|1の抜歯およびインプラント修復、|2の再修復処置を計画

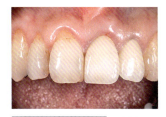

症例3-a｜症例3-b　症例3-a,b　X線写真。

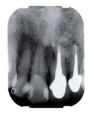

初診時の正面観とデンタルX線写真。

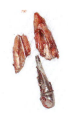

症例3-c　歯根破折と診断し抜歯した左側中切歯。

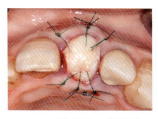

症例3-d　抜歯窩の掻爬後、歯槽堤保存（軟組織）を目的に骨移植材料を填入し、結合組織により抜歯窩を閉鎖した。

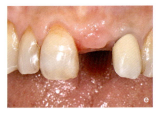 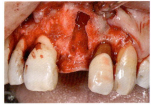 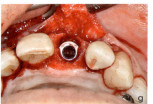 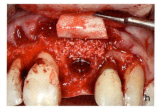

症例3-e〜h　抜歯より2ヵ月後にインプラントを埋入し、同時にGBRも行った。抜歯2ヵ月後の正面観(e)。フラップを翻転し、骨移植材料および肉芽組織を除去した状態(f)。インプラント埋入後の咬合面観(g)。骨欠損部に対し、骨移植材料および吸収性膜を設置した状態(h)。

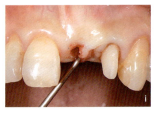 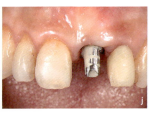 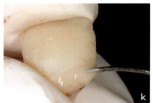 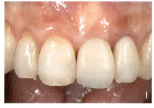

症例3-i〜l　インプラント埋入後4ヵ月、唇側歯槽堤の軟組織のボリュームを獲得するために、結合組織移植を行った。結合組織移植後4ヵ月、ロール法により歯肉を翻転し、プロビジョナルレストレーションを装着した。ロール法のためフラップを翻転した(i)。プロビジョナルアバットメントを装着した正面観(j)。プロビジョナルクラウンの歯肉縁下カントゥアにフロアブルコンポジットレジンを用いて、中切歯のスキャロップが左右対称となるよう調整した(k)。プロビジョナルクラウン調整完了後の正面観。プロビジョナルクラウンの歯肉縁下カントゥアの調整が完了した後、通法に従い、カスタムインプレッションコーピングにより印象し、上部構造を製作し装着した(l)。

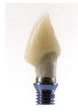 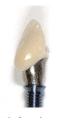 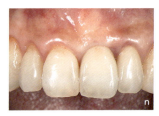 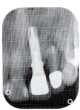 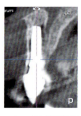

症例3-m　プロビジョナルレストレーション(アバットメントとクラウン)およびチタン製CAD/CAMアバットメントとジルコニアクラウンの側方面観の比較。

症例3-n〜p　補綴装置装着後4年の正面観、デンタルX線写真およびCT断層像。硬組織に裏打ちされたカントゥアの形態が確認できる。

上下無歯顎インプラント修復症例（症例4-a〜h）

患者年齢および性別：70歳、男性(無職)
主訴：治療継続
治療計画：他医院でインプラント治療を受け、その後下顎前歯および左側臼歯が欠損の状態で、当院に来院された。上顎前歯のいずれの歯にも歯肉縁下う蝕を認め保存不可と診断した。また、既存のインプラント部の補綴装置も咬合平面の乱れと形態不良のため再補綴が必要と説明し、治療を開始した。上顎前歯の抜歯および歯槽堤保存術、既存のインプラント上部構造の再修復を含めた上下顎インプラント修復を計画。

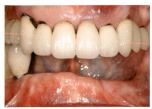 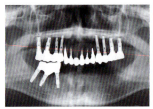 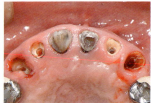 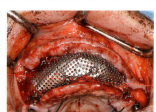

症例4-a, b　初診時の正面観とパノラマX線写真。

症例4-c　既存ブリッジを除去した状態。残存歯はすべて保存不可と診断。残根を抜歯後および歯槽堤保存術を計画した。

症例4-d　抜歯後6ヵ月、ポンティックを利用した1歯おきのインプラント3本を埋入し、同時にチタンメッシュを用いてGBRを行った。

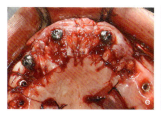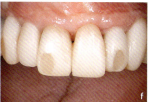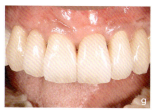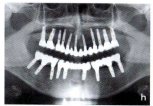

症例4-e〜h　インプラント埋入後6ヵ月、二次手術と同時に結合組織移植を行った。唇側の角化歯肉が不足していたので、チタンメッシュを除去後に歯槽頂の角化歯肉を根尖側に移動した。また、両側の口蓋より結合組織を採取し、歯間乳頭部に位置づけして縫合した(e)。十分な軟組織の治癒を待った後、プロビジョナルレストレーションの歯肉縁下カントゥアを調整して、ジンジバルスキャロップを調整した(f)。最終補綴装置装着時の上顎前歯正面観とパノラマX線写真。硬組織も安定した状態で、ほぼ左右対称なジンジバルスキャロップと歯間乳頭が獲得でき、調和のとれた歯冠形態と軟組織が観察され、審美的な結果を得ることができた(g、h)。

結論

インプラントを用いた欠損補綴を審美的に仕上げるためには、まず硬組織と軟組織の確実な再建のもと、三次元的に精度の高いインプラントポジションが要求される。そのうえで、天然歯、ポンティック、インプラントのそれぞれの特徴を十分理解し、適切な歯肉縁下カントゥアをプロビジョナルに与え、最終補綴装置に再現していくことが重要である。

歯肉縁下カントゥアを適切にコントロールすることは、審美修復の評価項目のほとんどの要素を満たすための、大切な治療過程である。高いレベルの審美歯科修復を達成するためには、歯周組織と調和のとれた最適な歯肉縁下カントゥアについて、つねに軟組織の観察を行い評価し、それを補綴装置に反映していくことが重要である。

謝辞

稿を終えるにあたり、いつもご指導いただいているJIADS STUDY CLUB OSAKAの先生方に感謝申しあげます。

参考文献

1. Tjan AH, Freed H, Miller GD. Current controversies in axial contour design. J Prosthet Dent 1980；44（5）：536-540.
2. Otto Zuhr, Marc Hürzeler. Plastic-Esthetic Periodontal and Implant Surgery. London：Quintessence Publishing, 2012；675-683.
3. Rompen E, Raepsaet N, Domken O, Touati B, Van Dooren E. Soft tissue stability at the facial aspect of gingivally converging abutments in the esthetic zone: a pilot clinical study. J Prosthet Dent 2007；97(6 Suppl)：S119-125.
4. Su H, Gonzalez-Martin O, Weisgold A, Lee E. Considerations of implant abutment and crown contour: critical contour and subcritical contour. Int J Periodontics Restorative Dent 2010；30(4)：335-343.
5. 日髙豊彦. 審美的インプラント修復におけるプロトコル. 日補綴会誌 2012；4：35-42.
6. Tjan AH, Miller GD, The JG. Some esthetic factors in a smile. J Prosthet Dent 1984；51(1)：24-28.
7. Hochman MN, Chu SJ, Tarnow DP. Maxillary anterior papilla display during smiling: a clinical study of the interdental smile line. Int J Periodontics Restorative Dent 2012；32(4)：375-383.
8. Van Der Geld P, Oosterveld P, Berge SJ, Kuijpers-Jagtman AM. Tooth display and lip position during spontaneous and posed smiling in adults. Acta Odontol Scand 2008；66(4)：207-213.
9. 木林博之. 補綴装置と歯周組織の接点(前編)：Tissue Stabilityを獲得できるカントゥアを検証する. the Quintessence 2012；31(1)：116-137.
10. Chidhe GJ, Pinault A(編). Replacement of deficient crowns. In: Esthetics of Anterior Fixed Prosthodontics. Chicago：Quintessence, 1994；53-73.
11. Weisgold A. Coronal forms of the full crown restoration-Their clinical applications. Continuing Dental Education. Chicago：Quintessence, 1981；39-47.
12. Liu CL. Use of a modified ovate pontic in areas of ridge defects：a report of two cases. J Esthet Restor Dent 2004；16(5)：273-283.
13. Edelhoff D, Spiekermann H, Yildirim M. A review of esthetic pontic design options. Quintessence Int 2002；33(10)：736-746.
14. 六人部慶彦. 審美性を考慮したModified ovate pontic(Fingertip pontic)の臨床術式. 補綴臨床 2005；38(6)：639-651.
15. 木林博之. 審美修復における欠損部歯槽堤への対応を検証する 第1回：考慮すべき事項とポンティック. the Quintessence 2013；32(10)：109-123.
16. Dylina TJ. Contour determination for ovate pontics. J Prosthet Dent 1999；82(2)：136-142.
17. Orsini G, Murmura G, Artese L, Piattelli A, Piccirilli M, Caputi S. Tissue healing under provisional restorations with ovate pontics: A pilot human histological study. J Prosthet Dent 2006；96(4)：252-257.
18. Nozawa T, Enomoto H, Tsurumaki S, Ito K. Biologic height-width ratio of the buccal supra-implant mucosa. Eur J Esthet Dent 2006；1(3)：208-214.

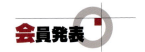

学際的治療をともなうインプラント治療の Minimal Intervention
―上顎両中切歯部の再建を行った症例より―

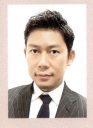

佐藤 琢也

1998年　大阪歯科大学卒業、大阪大学歯学部附属病院総合診療部入局
2003年　大阪大学大学院歯学研究科博士課程修了（歯学博士）
2006年　サトウ歯科・デンタルインプラントセンター大阪開院
Club GP 代表、日本補綴歯科学会専門医、日本審美歯科学会評議員・認定医 等

はじめに

　近年、インプラントは予知性の高い欠損治療法として確立され、材料の改良や学際的治療の応用などにより、機能性のみならず確実に審美性の回復をも可能とする補綴治療へと発展した[1]。また、MI（Minimal Intervention）の概念がう蝕治療に取り上げられて久しい昨今では、インプラント治療における Soft Tissue Management においても、そのコンセプトが浸透しつつある。すなわち、できる限り最小の外科的侵襲の範囲で、生物学的にも合理的な治療結果を達成しようとする試みである。

　さらに言及すると、インプラントの機能性・審美性の充実が当然とされる今日に、次にわれわれの向かうべきは、いかにして患者の QOL を損ねることなく、手術侵襲の少ない治療を提供できるか、という点に集約されるであろう。審美性の向上のためとはいえ、何度も外科手術を重ねることは慎まれるべきであり、また、意図した範囲以上に治療の範囲が拡大されることもけっして望ましいことではない。

　さて、供覧する症例は22歳の女性患者で審美障害を主訴に来院、学童期の外傷により上顎両中切歯と周囲骨が失われていたケースである。また、上下顎歯列は前歯部で開口を呈しており、そのため、歯肉、歯槽骨の喪失が一段と顕在化されているのが特徴である。このような欠損をインプラントにて修復する場合には「難症例」となることが予測されるが、本症例は学際的アプローチのもと、さらに MI コンセプトを反映しながらできるだけ少ない手術回数と手術侵襲にて患者の主訴を改善し、治療を完了した一例である。一連の治療経過は同様の症例に対する新たなアプローチとも考えられるため、これらを詳述し考察を加えることを本稿の趣旨としたい。

症例供覧

1）症例の概要

①患者：22歳、女性、初診：2010年3月、主訴：審美障害、既往歴：特記事項なし

②現症：1995年10月に遊具からの落下により上顎両中切歯が脱落。当院の初診時にはすでに可撤性義歯が装着されており、欠損部歯肉は瘢痕化していた（図1-a〜e）。CT-X線診査により、欠損部歯槽骨は著しく狭小化し、通法に従いインプラントを埋入することは困難であると診断された（図2-a、b）。歯周ポケットは全顎的に 2〜4 mm、歯の動揺は認められなかった。

③診断：1|1　MT、歯列不正（Angle の分類：Class Ⅲ、開口）

2）治療方針

　患者は歯の切削を希望せず、また、上下顎歯列は前歯部にて開口を呈していたため、欠損部にはインプラント支持の補綴装置を装着し、インプラントをアンカーに加えた全顎的な歯列矯正により開口の改善を図ることとした。

　しかし、このように高度に狭小化した顎堤にインプラントを埋入するためには骨造成と歯槽堤の増大が必要とされることから（図3-a、b）、本症例のインプラント治療では staged approach を基本とし、その段階にあわせて周囲骨と歯肉を増大するよう計画した。

3）治療計画

　インプラント埋入前に、上顎両中切歯欠損部に骨移植を行うこととした。本症例では骨代替材料使用の承諾を患者から得られなかったため、

学際的治療をともなうインプラント治療の Minimal Intervention
―上顎両中切歯部の再建を行った症例より―

上顎両中切歯部の再建を行った症例（図1～14）

患者年齢および性別：22歳、女性
主訴：審美障害
既往歴：特記事項なし
臨床所見：1995年10月に遊具からの落下により上顎両中切歯が脱落。当院の初診時にはすでに可撤性義歯が装着されており、欠損部歯肉は瘢痕化していた。CT-X線検査により、欠損部歯槽骨は著しく狭小化し、通法に従いインプラントを埋入することは困難であると診断された。歯周ポケットは全顎的に2～4mm、歯の動揺は認められなかった。

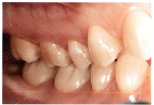
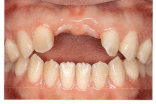
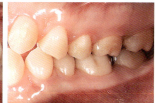
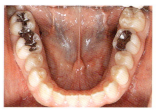

図1-a～e　初診時の口腔内所見。

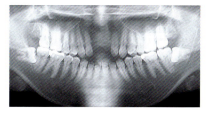

図2-a、b　初診時のパノラマX線所見と上顎両中切歯欠損部のCT-X線所見。欠損部顎堤の歯槽骨は頬舌的に2～3mmほどしか残存していなかった。

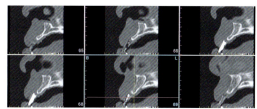

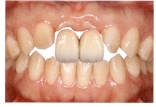
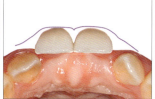

図3-a、b　歯槽骨のレベルで8mm、歯槽堤のレベルで10mmほどの硬・軟組織の造成が必要であると診断された。

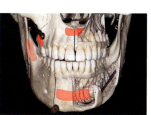
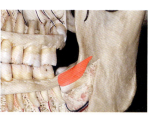

図4-a、b　通常、自家骨移植のドナーとしては、下顎枝、オトガイ部、上顎結節、前鼻棘、上顎結節などがあげられるが、本症例では抜歯予定の下顎埋伏智歯頬側部をドナーサイトとした。

自家骨ブロック骨による bone graft を計画した。なお、下顎埋伏智歯頬側部をそのドナーとし、患者が希望していた埋伏智歯の抜歯時に採取することとした（図4-a、b）。
　インプラント埋入時には、さらに歯槽堤の増大を図るために再度反対側の下顎智歯の抜歯を行い、同様に周囲の頬側骨を採取して、インプラ

17

会員発表

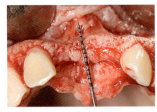
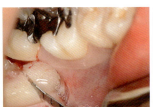
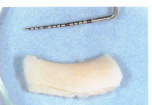

図5-a　bone graft。欠損部の顎堤は著しく狭小化していた。

図5-b　図5-c　図5-d　下顎右側埋伏智歯の抜歯と自家骨ブロックの採取。

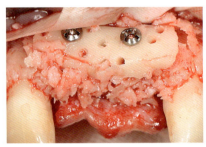
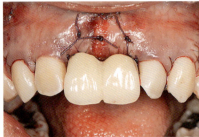

図5-e　図5-f　自家骨ブロックを2本のスクリューにて固定し、さらに粒子状の骨を充填して歯肉弁を閉鎖。

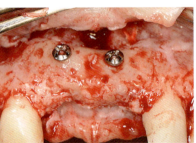
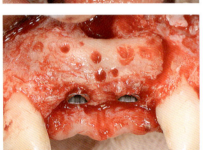

図6-a　図6-b　インプラント埋入。移植骨はレシピエントに生着していたため、通法に従いインプラントを埋入。

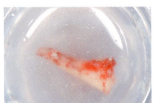
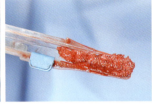
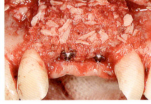

図6-c、d　下顎左側埋伏智歯の抜歯と同時に再び自家骨ブロックを採取。これを粉砕し、ボーンスクレイパーにより採取した自家骨とともにGBRに用いる。

図6-e、f　自家骨の吸収を見越し、インプラント周囲骨に自家骨を移植(GBR)。6-0、7-0 Proline縫合糸にて全層弁を閉鎖。

ント周囲の骨造成(GBR)を行うこととした。また、インプラントの二次外科手術時にはconnective tissue graft(CTG)を行い、軟組織による歯槽堤の増大を図った。この治癒後に暫間補綴装置を装着し、矯正治療を行うこととした。なお、矯正治療に先立ちインプラントを埋入するのはアンカーの増強と、インプラントと上顎両側切歯を固定することにより、側切歯の挺出を防ぎ、これに起因するgummy smileの出現をできるだけ抑えようとする意図である。そして、矯正治療の完了後にインプラント間の歯間乳頭形成術を行い、最終補綴へと移行することとした。

4) 治療内容と経過

① bone graft

下顎右側埋伏智歯の抜歯と自家骨ブロックの採取をピエゾサージェリーにて行い、上顎両中切歯欠損部に移植した。自家骨ブロックは2本のスクリューにて固定し、さらに粒子状の骨を充填し歯肉弁を閉鎖した(図5-a〜f)。

② インプラント埋入

6ヵ月の治癒期間の後に欠損部へ2本のインプラントを埋入し、同時に下顎左側埋伏智歯の抜歯と同時に

学際的治療をともなうインプラント治療の Minimal Intervention
―上顎両中切歯部の再建を行った症例より―

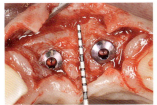 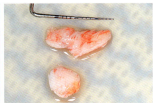 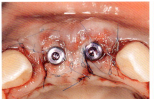 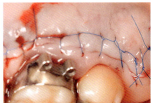

| 図7-a | 図7-b | 図7-c | 図7-d |

図7-a～d　インプラント二次外科手術。口蓋より歯肉結合組織を採取してインプラント唇側歯肉の厚みを増大。

| 図7-e | 図7-f |

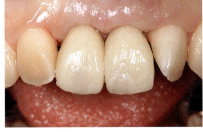 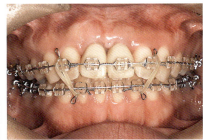

図7-e、f　暫間補綴装置を装着し全顎的矯正治療を行った。しかし、術後にはインプラント間と天然歯との歯間乳頭や facial gingival line の段差が顕著になった。

| 図8-a | 図8-b |

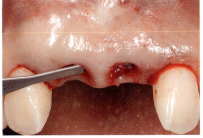 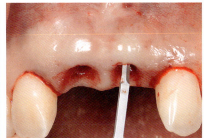

図8-a　インプラント間の乳頭形成。マイクロスコープ下にてインプラント間の乳頭下に tunnel flap を形成。

図8-b　歯槽頂切開や縦切開を施すことなく歯槽堤の歯肉を減張させ、結合組織を挿入するためのスペースを確保。

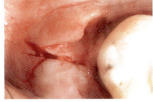 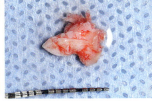 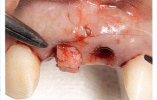 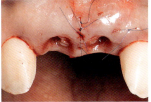

| 図8-c | 図8-d | 図8-e | 図8-f |

図8-c、d　Distal wedge の手法により上顎結節の上皮下結合組織を採取。インプラント間の乳頭下に挿入し、7-0 proline 縫合糸にて固定。上顎結節における結合組織は collagen-rich で歯肉の密度は高く、また、術後疼痛や合併症はわずかであると考えられる。

自家骨を採取。これを粒子状にしてインプラント周囲に移植した（図6-a～f）。

③インプラント二次外科手術と暫間補綴装置装着

さらに6ヵ月の治癒期間の後にインプラントの二次外科手術を施術し、同時に口蓋より歯肉結合組織を採取し、インプラント唇側歯肉の CTG を行った。続く暫間補綴装置の装着後に、全顎的な歯列矯正治療を開始した（図7-a～f）。

④インプラント間の乳頭形成

マイクロスコープ下にてインプラント間の乳頭に tunnel flap を形成し、結合組織を挿入するスペースを形成した。次に distal wedge の手法により上顎結節の上皮下結合組織を採取してインプラント間の乳頭下に挿入し、7-0 proline 縫合糸にて固定した[2]（図8-a～f）。

⑤最終補綴

4ヵ月の治癒期間の後に、通法に従いジルコニアアバットメントを製作し、最終補綴装置としてオールセラミッククラウンを装着した（図9～11）。

5）治療結果

術前後の CT-X線所見の比較、

会員発表

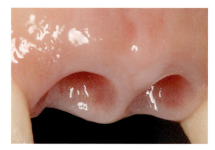

図9　アバットメント装着前のインプラント周囲歯肉の状態。

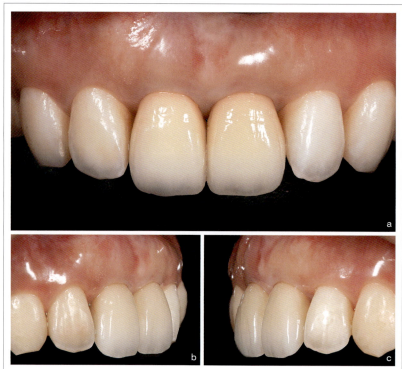

図10-a〜c　最終補綴装置装着後の口腔内所見。ジルコニアアバットメントとジルコニアコーピングのオールセラミッククラウンが装着された。インプラント周囲歯肉の状態（the pink esthetic score）、歯間乳頭の存在（the Papilla Index Score）はともに審美的に満足できる結果となった。

	図11-a	
図11-b	図11-c	図11-d
	図11-e	

図11-a〜e　術後の口腔内所見。

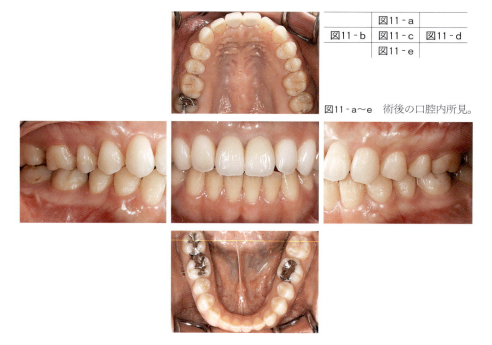

ならびに模型計測法により、歯槽骨、歯槽堤ともに十分な量の造成が獲得されたことが示された（図12、13）。また、インプラント周囲歯肉の審美性は十分に満たされており[3]、インプラント間、インプラント―天然歯間の歯間乳頭の状態も[4]術者、患者ともに満足しうる範囲であった。

本症例では、患者の当該治療における評価をVerbal Rating ScaleやNumerical Rating Scaleを用いて調査したところ、機能的、審美的にはもっとも高い主観的評価が得られ、また、上記の手術侵襲に対する疼痛評価も患者が十分に許容できる範囲であった。

まとめ

外傷などでインプラントを支持するための歯槽骨が大きく失われた症

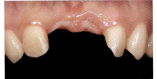 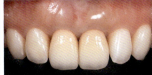 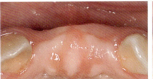 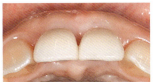

図12-a | 図12-b | 図12-c | 図12-d　図12-a〜d　術前・術後の比較。上顎犬歯尖頭と口蓋雛壁をリファレンスポイントと見立てた場合、垂直的に約10mm、水平的には約8mmの歯槽堤の増大が得られた。

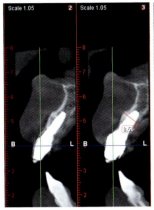 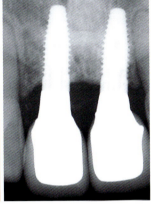 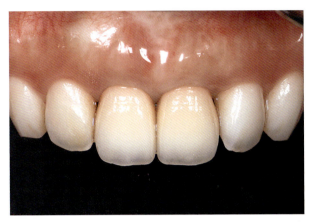

図13　術後のCT-X線所見により、歯槽骨造成は最大、垂直的に約5mm、水平的に約6mmの増大が得られた。

図14-a | 図14-b　図14-a、b　術後1年のX線所見および口腔内所見。インプラント間の歯槽骨頂は埋入時と比較して約1.5mm吸収していた。しかし、CTGにより周囲歯肉の厚みを増した影響のためか、インプラント唇側歯肉と乳頭の退縮は認められない。

例では、今日でも外科的侵襲をともなう骨造成術を併用することが多く、その際には患者の負担が少なくなるような配慮や治療手順を立案することが望まれる。通常、垂直的かつ水平的な骨造成術を行う場合には、受容側だけでなく供給側の手術侵襲が患者の敬遠されるところとなるが、本症例では下顎智歯の抜歯にともない、その周囲より自家骨を採取するという配慮を施したため、患者には快くその治療計画が受け入れられることとなった。また、MIコンセプトに基づきマイクロスコープ下で低侵襲の外科治療を試み、インプラント周囲歯肉の厚みを増加させたことも、審美性にすぐれる治療結果の達成に寄与したと考察できる[5]。

本症例は欠損部の顎堤吸収と開口をともなう非常に複雑で、高度な治療技術が要求される学際的治療であったが、術中の患者のQOLを損なうことなく、4回の手術機会のみで予定していた外科治療のすべて（自家ブロック骨移植、インプラント一次外科手術、GBR、下顎両側埋伏智歯抜歯、インプラント二次外科手術、CTG、歯間乳頭形成術）を実施し、結果、隣在歯への修復的介入や追加の外科手術などを行わずに周囲、硬・軟組織との連続性を獲得することができた。現在は術後1年の経過であり、周囲歯肉は成熟度を増しつつあるが、今後も注意深く経過を観察していきたいと考えている。

参考文献

1. 佐藤琢也，末瀬一彦，南昌宏，中田光太郎．審美－インプラント、成功のための10のクライテリア．歯科審美 2012；25(1)：57-65.
2. Roccuzzo M, Gaudioso L, Bunino M, Dalmasso P. Surgical treatment of buccal soft tissue recessions around single implants: 1-year results from a prospective pilot study. Clin Oral Implants Res 2014；25(6)：641-646.
3. Fürhauser R, Florescu D, Benesch T, Haas R, Mailath G, Watzek G. Evaluation of soft tissue around single-tooth implant crowns: the pink esthetic score. Clin Oral Implants Res 2005；16(6)：639-644.
4. Jemt T. Regeneration of gingival papillae after single-implant treatment. Int J Periodontics Restorative Dent 1997；17(4)：326-333.
5. Nisapakultorn K, Suphanantachat S, Silkosessak O, Rattanamongkolgul S. Factors affecting soft tissue level around anterior maxillary single-tooth implants. Clin Oral Implants Res 2010；21(6)：662-670.

会員発表

インプラントポジションを考慮しリスクマネジメントを施した症例

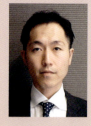

中村 茂人

2000年　日本大学松戸歯学部卒業
2009年　デンタルクリニックアレーズ銀座引き継ぎ開業
東京SJCD会員、日本臨床歯周病学会会員、ITI Member、USC卒後研修

はじめに

筆者は、インプラント治療において咬合や審美性を考えた場合、もっとも重要なのはインプラントの埋入ポジションであると考える。審美性に関しては、近年さまざまな文献によりインプラントポジションの重要性が明確になりつつある（**参考症例1**）。一方で咬合に関しては、力の影響によってスクリューの緩みや前装部の破折、ましてやインプラント周囲炎の原因にもなりうるなど、さまざまな考察が飛び交っており[1〜3]、まだまだ現段階では可能な限り補綴主導型で顎口腔系に準じた機能圧のかかるポジションを選択していきたいところである（**参考症例2**）。つまり、すべてを考慮した埋入ポジションでは非常に限られた領域が迫られ、さらに術者のスキルに可能な限り影響を受けることなく口腔内に具現化するためのツールが必要となる。そのため、3D画像を活用したサージカルガイドが必須となってくる。しかしながら、サージカルガイドを使用すれば、必ず誰もが正確に埋入できるというわけではない（**表1**）。埋入前と埋入後の誤差に関する報告など[4]においても2mmは安全領域を設けるべきであると述べられており、さらなる考察が必要となることは明らかである。術前の難易度を見極め、サージカルガイドを上手に活用するためのストラテジーを考慮した症例をご報告させていただきたい。

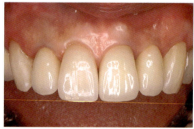
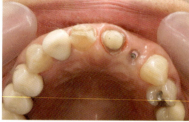
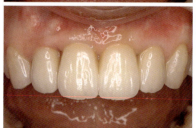
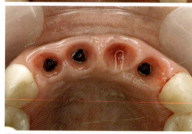
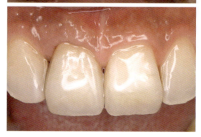
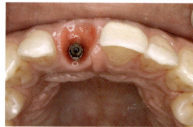

参考症例1-a	参考症例1-b
参考症例1-c	参考症例1-d
参考症例1-e	参考症例1-f

参考症例1-a〜f　長期的に審美的トラブルを生じてない症例では、インプラントポジションの基本的ルールが守られている。（技工担当：スマイルエクスチェンジ・髙橋 健氏）

インプラントポジションを考慮しリスクマネジメントを施した症例

参考症例2-a　参考症例2-b

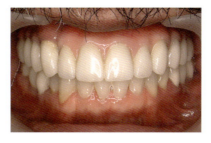
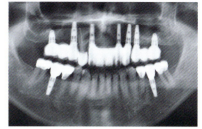

参考症例2-a、b　4年経過症例。機能圧を考えたインプラントポジションの設定により、インプラント周囲炎、スクリューの緩み、補綴物の破損などの機械的合併症を生じていない。

表1　CAD/CAMサージカルガイドシステムにおける誤差発生の原因[5]

誤差発生の原因	原因・誤差の量
①画像取得とデータ処理過程でのエラー	平均0.5mm未満
②サージカルテンプレート製作、立体模型のCAMでのエラー	0.1～0.2mm前後
③テンプレートの設置とドリリング中のテンプレートの動き	
④バーとシリンダーの間隙による機械的エラー	SurgiGuideは、それぞれのドリルよりも内径が0.15～0.25mm大きい長さ5mmのガイドチューブが装備されている。理論的に2.29°を許容し、シリンダーから20mmの仮想の距離では、約1mm側方への変位を起こす。
⑤フリーハンドでの埋入窩形成による埋入と計画との変位量	ガイドプレートを用いた手術では、ガイドプレートの高さによっては長いバーが必要で、計画したインプラントが長いと部位によっては、もっとも長いバーでも必要形成深度まで到達できない。さらに長いバーは開口量が小さいと使用できないため、大臼歯部埋入窩の最深部の形成は、しばしばガイドなしでのバー使用となる。
⑥人的エラー	たとえば正しくない位置へのバーストップの設置

CAD/CAMサージカルガイドにおける誤差の発生原因として、スキャンテンプレートからサージカルテンプレート製作時の誤差や、スリーブとドリルのわずかな空隙(遊び)が、そこから20mm離れたところでは1mmの誤差として生じることなどが挙げられている。

症例供覧

1) 初診時の概要

患者は、35歳女性。前歯部のプロビジョナルレストレーションが審美的でなく、またすぐ脱離してしまうことを主訴に来院。

2) 口腔内所見

全顎的に不適合補綴物や欠損を認める。前歯部は残根状態で歯肉に埋もれるほどの縁下カリエスを認めた(図1-a～d)。

3) 機能的、審美的評価

さまざまな診査より、最大咬頭嵌合位での下顎位が右側へ偏位し、咬合高径の低下が起きていると診断した。また歯頸線は、理想的なラインよりも全体的に歯冠側に位置し、ガミースマイルの原因は歯冠長が短いことによって生じていると考えた。

この時点で、全顎的にプロビジョナルレストレーションを用いて咬合再構成を行った後、(わずかに下顎位が左側へシフトした)最終的な歯頸線を患者と共有するために、モックアップを装着し実際に見てもらったところ、満足していただいたため、この位置を目標歯頸線と設定した(図2-a～d)。

4) 前歯部に焦点をあてた治療計画

デンタルX線上での歯根の長さは、前歯部で5～8mm程度しかなく、さらにカリエスチェッカー®を用いてカリエスを取り除いた結果、歯冠歯根比を考慮して実際にポストを建てられるのは、3|のみであった(図3-a～d)。しかし、こちらも1mm以上の歯質の厚みを獲得するためには、歯冠長延長が必要であった。その他の残根部に関しては、保存しても予知性に乏しいと考えられ、抜歯して2|、|1、|3部にインプラント埋入とした。ただし、1|に関しては抜歯をせず、MTAセメントを用いた根管治療の後、骨縁まで削り込んでポンティック下にそのまま眠らせることにより、抜歯後の唇側の歯槽骨板の吸収エリアが、ここを中心にセパレートされる計画とした。

4|、|4部には小臼歯部に影ができてしまい、歯がないようにみえてしまうため審美目的で、また、3|部は審美目的と先ほどの歯質の厚みを獲得するための構造力学の観点からこ

会員発表

インプラントポジションを考慮しリスクマネジメントを施した症例（図1-16）

患者年齢および性別：35歳、女性
主訴：前歯部のプロビジョナルレストレーションが審美的でなく、またすぐに脱離してしまう。

口腔内所見：全顎的に不適合補綴物や欠損を認める。前歯部は残根状態で歯肉に埋もれるほどの縁下カリエスを認めた。

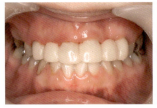 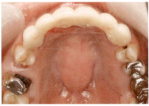 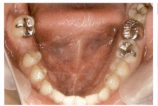 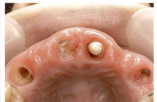

図1-a	図1-b	図1-c	図1-d

図1-a～d　初診時口腔内写真。前歯部は|1のポストに引っかかるように、仮歯が入っており、その他の前歯部は縁下カリエスにて仮歯の維持にはなっていなかった。

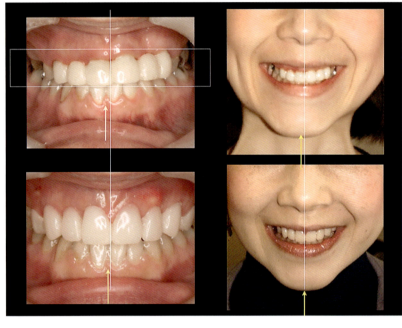

図2-a	図2-b
図2-c	図2-d

図2-a～d　プロビジョナルレストレーションによって咬合再構成を行った後（わずかに下顎位が左側にシフトした）、モックアップにて最終歯頸線の確認を患者とともに行った。

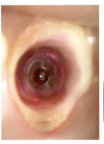 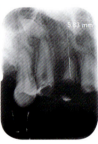 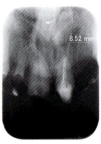 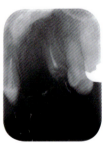

図3-a	図3-b	図3-c	図3-d

図3-a～d　初診時、歯根の長さはすでに5～8mmで、ここからさらにカリエスチェッカー®を用いてカリエスの除去を行ったところ、予知性の観点から前歯部保存可能なのは、|3|のみと判断した。

の3本は歯冠長延長後、セラミッククラウンやベニアを用いた補綴処置とし、その他の歯頸線は抜歯後即時埋入でのインプラントポジションの設定と、サブジンジバルカントゥアのコントロールで目標の歯頸線を目指すこととした。

5）実際の治療

ガイドの選択はストローマンガイド®を選択した。選択した理由として、CAD/CAMを用いた製作ではなく、診断用のスキャンテンプレートにそのままgonyXとよばれる精度の高いサベーヤーのような器械でスリーブを埋め込みサージカルガイドに変換されるため、スキャンテンプレートが口腔内にしっかり入れば

インプラントポジションを考慮しリスクマネジメントを施した症例

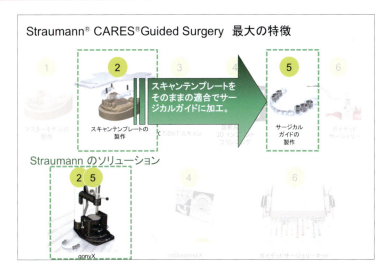

図4 ストローマンガイドシステムでは、診断用のスキャンテンプレートがそのまま gonyX とよばれる精度の高いサベーヤーのような器械でスリーブが埋め込まれるため、誤差の行程を減らすことができる。

| 図5-a | 図5-b |

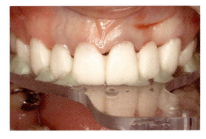 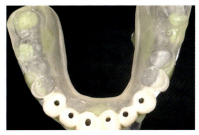

図5-a、b 最終歯頸線が CT 上で診断できるように、造影剤入りのスキャンテンプレートとした。天然歯支持で回転力に耐えられるように、なるべく全体的に覆う設計としている。

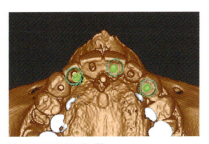 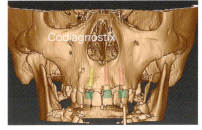 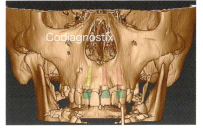

| 図6-a | 図6-b |

図6-a、b インプラントのアクセスホールは切縁から基底結節の間にくるように、そしてインプラント軸は、篩骨鶏冠部に収束する方向を目指して設計を行った。

図7 実際の手術では、スリーブとドリルの摩擦からサージカルガイドが回転力によって後方に浮き上がりが起きないように、介補を協力し合いながらしっかりガイドを押さえている。

手術用ステントも口腔内に収まるということと、実際のオペの際に、ドリルとスリーブの隙間がタイトであるにもかかわらず、滑りが非常に良いということである（図4）。

スキャンテンプレートには造影剤を混和させ、目標の歯頸線が CT 画像上に写し出される工夫を施した（図5-a、b）。

埋入ポジションの設定は、目標とする歯頸線から 3〜4 mm 深い位置にフレンジトップがくるようにし、そして抜歯後唇側の歯槽骨板が吸収するのを見越した口蓋側寄りにした。またアクセスホールが最終補綴の切縁から基底結節の間にあり、インプラント軸が篩骨鶏冠部に収束する方向を目指した（図6-a、b）。

実際の埋入では、抜歯窩にドリルが流されないように回転スピードを早め、その代わりポンピングを利用して熱傷にも注意を払った（図7）。

フィクスチャーマウントがスリーブの真ん中を突き抜けているのを確認した後、1̲ は根管治療の後、MTA セメントを用いて根管を閉鎖し骨縁下まで削合し、抜歯窩には骨補填材料を填入、口蓋から 2 cm 程採取した CTG を 2̲ のリッジオグメンテーションも含め、エンベロップを形成し滑り込ませた（図8-a〜d）。

ここから、4̲、3̲、4̲ 部は歯冠長延長により、欠損部はインプラント上部構造とポンティック基底面のサブジンジバルカントゥアの調整で歯頸線を根尖側に移動していく（図9）。

会員発表

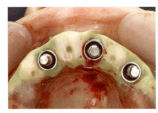 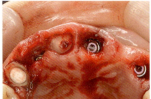 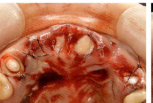 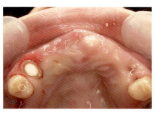

| 図8-a | 図8-b | 図8-c | 図8-d |

図8-a〜d　2⌉、⌊1、⌊3の抜歯後、サージカルガイドを用いて、埋入後インプラントガイドがスリーブの真ん中をすり抜けていることを確認。また、抜歯窩に骨補填材料を填入後、口蓋から約20mmのCTGを採取し、歯間乳頭を傷つけないようにトンネルとエンベロップを形成し⌊2の歯肉陥没部のリッジオグメンテーションも同時に行った。

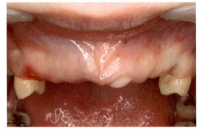 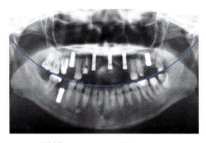 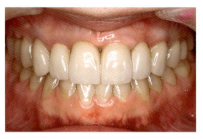

図9　この時点で歯肉の位置は、目標の歯頸線よりも歯冠側に位置している。ここからさらに、⌊4、4⌉部の歯冠長延長とラミネートベニアによって難易度を下げる方向に計画している。

図10　同様にガイドを用いることで、全体的なインプラントに垂直圧がかかる方向を目指した埋入が施された。

図11　治療完了後の口腔内写真。もう少し下顎位が左側に回転シフトすれば、犬歯関係が理想に近づいたが、この患者の安定する位置はこの位置であったため、左側の側方ガイドは⌊2と⌊3の内面を利用している。（技工担当：原宿補綴研究所・紺野勝司氏）

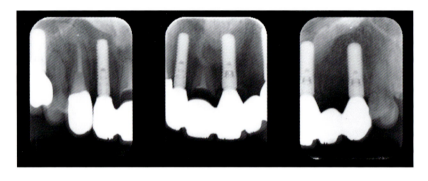

図12　術後のデンタルX線写真。⌊1はMTAセメントを用いて根管充填後ポンティック下にスリーブさせている。プロビジョナルレストレーションの際に1年以上経過をみたうえで問題が生じていないのを確認後、最終補綴に移行している。

すべてのインプラントがガイドを用いて、機能圧を考えたポジションに埋入された（図10）。

プロビジョナルレストレーションのサブジンジバルカントゥアを、カスタムインプレッションコーピングを利用して最終補綴に移行した。

下顎位はこの位置が安定する位置と判断したため、左側の側方運動は⌊2と⌊3の内面でガイドするような咬合様式としている（図11〜13）。

6）結果

術前術後の比較でも、可能な限り正確な位置が再現できた。2⌉に関しては、アーチファクトにより唇側の裂開の有無はわからないが（図14）、一番重要なフレンジトップの位置では、抜歯後の吸収が起きているにもかかわらず、唇側の骨壁は再生されている（図15）。

術後の技工アナログにインプレッション用のコーピングを装着し、手術用のステントを戻してみると、⌊3はわずかに唇側にズレているものの、その他はほぼスリーブの真ん中をすり抜けているのがわかる（図16）。

考察

私たち歯科医師は、「インプラントは二度とポジションの変更がきかない」ということを頭に入れておく必要がある。そのためポジションの設定を行うにあたって、まず問診や診査から原因論を追求しプロビジョ

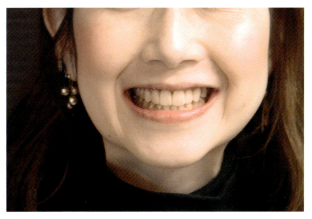
図13 術後のスマイル時の写真。術前からの診査診断によって難易度を見極め、処置を行ったことで、患者に満足していただける結果を得られた。

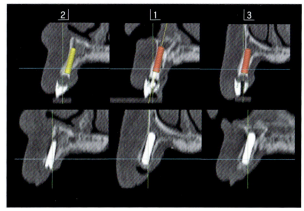
図14 上段が術前の治療計画で、下段が実際の埋入後のCT画像。2に関しては、アーチファクトにより根尖側の歯槽骨は確認できない。また企画性があるわけではないため検証が難しいが、ほぼ予定どおりに埋入できたと考えられる。

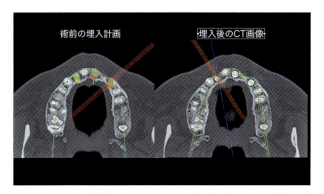
図15 もっとも重要なフレンジトップの位置では、唇側の歯槽骨板が再生されているのが確認できる。

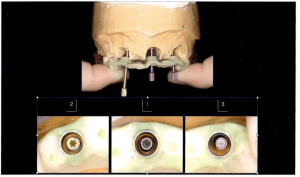
図16 術後のラボアナログが埋め込まれた模型上に、サージカルガイドを戻してインプレッションコーピングのすり抜け方を検証した。3に関してはごくわずかに唇側に傾いているようにみえるが、その他はほぼど真ん中をすり抜けているのがわかる。

ナルレストレーションを用いて下顎位、対咬関係、中切歯切縁の位置、咬合平面の設定などを行い、モックアップなどを用いて治療ゴールのイメージを共有する必要がある。

そこから難易度を見極め、できる限りリスクの少ない術式を選択していくこと、造影剤入のステントを製作して治療ゴールが明確になるようにすること、そしてガイデッドサージェリーの問題点を把握し、可能な限り精度を高める考察をしていくことが重要であると感じた。

謝辞

今回このような機会を与えていただきました、OJ会長の鈴木真名先生をはじめ理事の先生方、そしていつも熱いご指導をいただいております東京SJCD顧問の土屋賢司先生、副会長の原田和彦先生と先輩方に御礼申し上げます。

参考文献

1. Goodacre CJ, Kan JY, Rungcharassaeng K. Clinical complications of osseointegrated implants. J Prosthet Dent 1999；81（5）：537-552.
2. Isidor F. Loss of osseointegration caused by occlusal load of oral implants. A clinical and radiographic study in monkeys. Clin Oral Implants Res 1996；7（2）：143-152.
3. Barbier L, Schepers E. Adaptive bone remodeling around oral implants under axial and nonaxial loading conditions in the dog mandible. Int J Oral Maxillofac Implants 1997；12（2）：215-223.
4. Cassetta M, Stefanelli LV, Giansanti M, Calasso S. Accuracy of implant placement with a stereolithographic surgical template. Int J Oral Maxillofac Implants 2012；27（3）：655-663.
5. Valente F, Schiroli G, Sbrenna A. Accuracy of computer-aided oral implant surgery: a clinical and radiographic study. Int J Oral Maxillofac Implants 2009；24（2）：234-242.

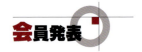

審美領域における天然歯とインプラント治療を考える

中川 雅裕

1992年　東京医科歯科大学卒業
1995年　中川歯科医院勤務
2004年　医療法人中川歯科医院理事長
5-D Japan

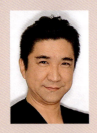

はじめに

インプラントが臨床に応用されるようになって半世紀近くが経とうとしている。その間、インプラント治療は著しい進歩を遂げ、その適応症の拡大により、多くの患者のQOLの向上に貢献してきた。また、当初の目的は単なる機能回復であったが、清掃性、快適性、審美性なども要求されるようになってきている。

天然歯においては、血液供給が豊富な歯周組織が存在している[1]ことから、バイオタイプに即した治療計画を立案することにより、経年的変化の少ない審美的結果を比較的容易に得ることが可能である[2]。

一方、インプラントにおいては、周囲硬・軟組織を支持する歯根膜および結合組織性付着が失われており、また、アバットメント装着後にはインプラント特有のリモデリングが起こるため[3,4,5]、周囲天然歯列と調和のとれた審美性を回復することはけっして容易ではない。すなわち、インプラント治療において得られた審美が永続性を保つためには、治療開始時点からゴールへと向けた、明確な治療戦略を立てることが重要であると考える。

本稿では、審美領域における予知性を持った審美獲得のために考慮すべき事項について考察しながら、自身の症例を報告したいと思う。

天然歯における審美

天然歯列における審美治療を考えるうえでは、生物学的幅径（Biologic Width：以下BW）とバイオタイプに配慮した治療計画が必要とされる。それらは補綴物マージンの設定位置や外科処置後の治癒形態などに影響を与えるが、歯周病学的見地からはBWを侵すことのないマージン設定が望ましい[6,7]。また、患者個別のバイオタイプにより永続性が影響を受けるため[2]、予知性の向上のためにバイオタイプの改良を試みる場合もある。具体的には軟組織移植や歯の移動を行うことにより良好な治療結果を導き出せる可能性が高くなる。

インプラントにおける審美

1998年のトロント会議において、インプラント治療の成功基準として「審美性の達成」が加えられるに至り[8]、現在では審美的結果を得られなかったインプラント治療は成功とは認められない。インプラント審美の評価は、Fürhauserら[9]、Belserら[10]が述べているように周囲軟組織の評価（Pink Esthetic）がその本質であると思われるが、その軟組織はGrunderら[11]が言うところの、三次元的硬組織フレームの存在により維持され得ることに留意が必要である。

1）硬組織の文献的考察

抜歯後は歯根膜が喪失することにより、唇側皮質骨も失われる。Nevins[12]らは、抜歯窩への骨補填は唇側骨吸収抑制のために有効ではあるが、それでも垂直的には平均2.4mmの減少が見られたと述べている。したがって、抜歯後即時埋入時に骨補填を行っても、それを完全には防ぐことはできない[4]ということになる。一方、別な側面として、アバットメント装着後の炎症性細胞浸潤により、アバットメント接合部周囲に約1.5mmの環状骨吸収（リモデリング）が起こるが、それはインプラントにおける生物学的幅径として長期にわたり安定する[13]ことがわかっている。これらの事実から、抜歯後即時埋入に際しては、術後の骨吸収を見越したインプラントポジションの設定、およびギャップへの骨補填な

症例1　矯正的挺出を応用した単独インプラント症例（症例1-a〜i）

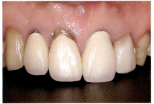 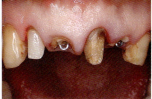 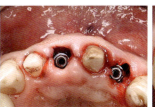 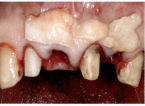

症例1-a　初診時。残存歯質と破折の問題で[1、[2にインプラント埋入戦略を立てる。

症例1-b　軟組織増大のため矯正的挺出を行い、約3mmのアドバンテージを設けた。

症例1-c　意識的に口蓋側寄りの埋入ポジションをとり、ギャップを2mm以上に設定し、異種骨を填入した。

症例1-d　術後の軟組織退縮回避のため、皮質骨の外側に口蓋より採取した結合組織を移植した。

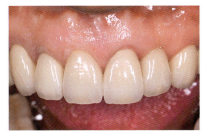 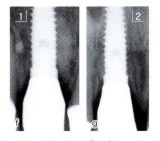 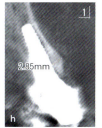 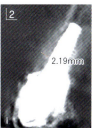

症例1-e　術後2年フォロー。バイオタイプにも助けられているが、大きな変化は起きておらず、良好な審美性が維持されている（技工担当：綾部孔万氏）。

症例1-f〜i　PSタイプでないコンベンショナルなインプラントであるが、リモデリングは最小限で済んでいる。唇側に2mm以上の骨が存在していることにより、今後も安定した状態が継続すると思われる。

どの追加的マネージメントが重要であると考えられる。

2）軟組織の文献的考察

インプラントにおいても天然歯同様に、厚いバイオタイプのほうが術後の唇側歯肉退縮量は少なく[14]、言い換えれば、歯肉の厚みに比例して軟組織の高さが決定される[15]ことより、インプラント周囲軟組織幅径を増大させるための結合組織移植[16,17]、あるいはPlatform Switching[18,19]（以下PS）の応用は術後の軟組織形態の安定のためには大変有効であると考えられる。また、術前の矯正的挺出も軟組織垂直的増大の手法としては効果的であろう[20]。

一方、乳頭歯肉はどうであろうか。単独インプラントの場合、術後の近遠心乳頭頂は隣在歯のアタッチメントレベルに依存する[21]。並列インプラントにおいてはインプラント間の骨レベルに依存するが、それを決定するインプラント間距離は術後のリモデリングを考慮すると3mm以上必要であり[22,23]、また、その部の軟組織の厚みは3.5mm以上あることが望ましい[24]と報告されている。現在であれば、PSやConical Sealのメカニズムを持つインプラントを用いることで、それら条件は数値的に緩和される可能性がある[25]。また、3本以上の連続欠損の場合、力学的許容範囲の中で積極的にポンティックを設定することも審美的には有効である。

症例1　矯正的挺出を応用した単独インプラント症例（症例1-a〜g）

患者は54歳男性で審美性の改善を主訴として来院。[1、[2は破折のため抜歯が必要である。矯正的挺出、および埋入時の骨補填＋CTGを併用することで満足のいく結果を得た。

症例2　バイオロジーを考慮した並列インプラント症例（症例2-a〜k）

患者は32歳女性で審美性の改善を主訴として来院。[1、[2が並列インプラントとなる。インプラント間乳頭の審美性のため、そのポジショニングに最大限の注意を払う必要があるが、PSタイプのインプラントを選択することで術後の軟組織退縮に配慮した。このケースは、審美的理由により全体のガムラインを根尖側に設定する必要があったため、術前の条件としては有利であった。

会員発表

症例2　バイオロジーを考慮した並列インプラント症例（症例2-a～k）

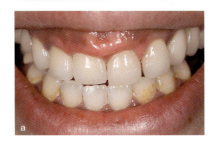
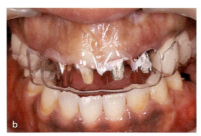

症例2-a　初診時。1|、|2は破折にて抜歯が必要となる。また、ガミースマイル改善のためには、ガムラインの根尖側移動が必要となる。

症例2-b　サージカルテンプレートを基準として1|、|2にインプラント埋入、同時に3|、|2、|1にクラウンレングスニングを行った。

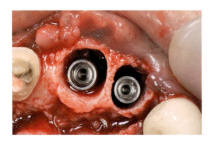
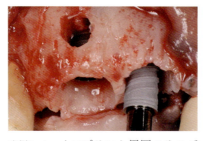
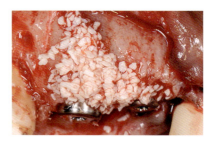

症例2-c　インプラント間距離は3mm以上とり、意図的に唇側ギャップを作るようにしている。三次元的に正しいポジショニングが大切である。

症例2-d　インプラント周囲のリモデリングを見越して、埋入後の骨整形は特に行っていない。インプラントのバイオロジーを理解すれば、あえて骨切除を行う必要はない。

症例2-e　インプラント埋入後、異種骨（Bio-Oss）にてマイナーGBRを行った。バイオタイプが良好であったため結合組織移植は行っていない。

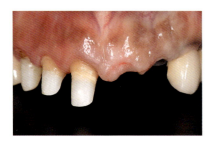
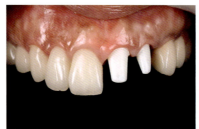
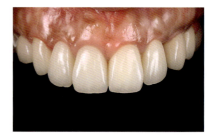

症例2-f　埋入後4ヵ月。この時点で唇側ガムラインが高い位置にあることが必要である。PRにて軟組織形成を行い、最終的に左右対称となるように仕上げていく。

症例2-g　審美性を重視して、ジルコニアアバットメントを選択した。軟組織はかなり成熟している。

症例2-h　補綴物装着後18ヵ月。並列インプラントとなっているため、各乳頭部には若干のボリュームダウンが見られるが、想定範囲内である。

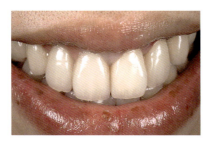
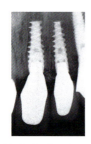
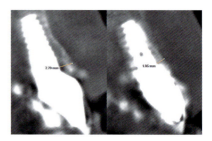

症例2-i　バランスのとれたスマイルが達成されている（技工担当：小林恭之氏）。

症例2-j　PSタイプのインプラントを使用したため、インプラント間骨レベルはリモデリングの影響を受けていない。

症例2-k　唇側骨は|1に2.79mm、|2に1.95mm残存しているが、|1の唇側骨が厚いのは、骨補填材料（Bio-Oss）を皮質骨の外側まで填塞したからだと推測する。

症例3　矯正的挺出を応用した並列インプラント症例（症例3-a〜u）

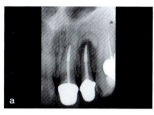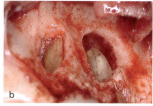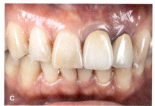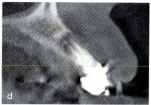

症例3-a、b　2005年に根尖病変に対して外科的歯内療法を試みたが1｜、｜2双方の根尖部に破折が認められた。いったん外科治療を中止し、治療方針を検討している間に患者の転勤により治療が中断していた。

症例3-c、d　2011年再来院。｜1のガムラインは1｜より根尖側にあるため、術前矯正により軟組織増大を図る。一方、｜2は唇側骨の裂開が大きく挺出の信頼性はないが、感染による炎症は少ないため、先に｜2の抜歯後即時埋入を行うことは問題ないと判断した。

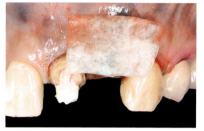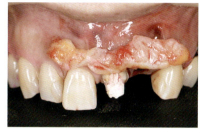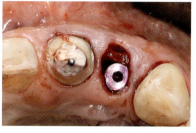

症例3-e　フラップレスにてインプラント埋入後、異種骨と吸収性メンブレンにてGBRを行った。

症例3-f　1｜の範囲までCTGを行うことにより、バイオタイプの改善を図る。

症例3-g　唇側に骨補填のためのギャップを作る三次元的なインプラントポジションが成功のカギを握る。

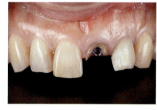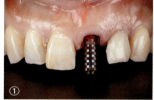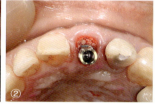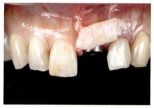

症例3-h　4ヵ月後、1｜の挺出を開始。約3ヵ月で3mm程度挺出させ、埋入前の条件を改善した。

症例3-i①、②　1｜にインプラントを埋入。ここでもインプラントポジションには最大限の注意を払う。

症例3-j　軟組織の厚み確保のため、より線維質で密度の高い上顎結節からの結合組織を唇側へ移植した。

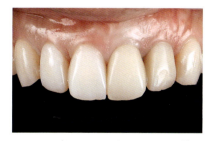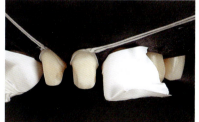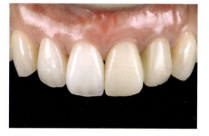

症例3-k　1｜インテグレーション後、PRおよびモックアップにて審美性などの再評価を行う。

症例3-l　まず｜2、1｜にPLVを製作するが、接着の際は積極的なラバーダム防湿が推奨される。

症例3-m　PLV接着2週後、軟組織形態と色調の安定を待ってインプラント部最終補綴物（PFZ）の製作に取り掛かる。

症例3　矯正的挺出を応用した並列インプラント症例（症例3-a〜u）

患者は32歳女性で、審美性の改善を主訴として来院。

同じく1｜、｜2並列インプラントのケースであるが、審美的に現状のガムラインを変化させたくないため、高度な戦略が求められる。歯根挺出による軟組織増大を検討したが、｜2には破折由来の瘻孔があり挺出の適応ではない。そこで、初めに｜2に骨補填とCTGを併用した抜歯後即時埋入を行い、その後1｜を挺出して軟組織を増大し、改めて1｜に埋入を行うことで良好な結果を得た。

会員発表

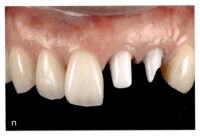
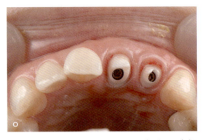

症例3-n、o　ジルコニアアバットメント試適時。唇側のボリュームは十分に確保されている。血液供給を考えた場合、並列インプラントにおいては十分なボリュームの軟組織なくしては長期的な安定は望めない。

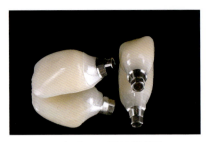

症例3-p　完成した最終補綴物。マテリアルはその強度と審美性、生体親和性などを考慮して選択される。

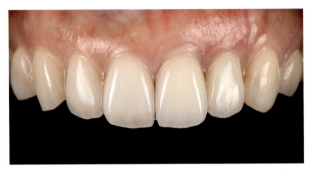

症例3-q　PFZ装着。満足のいく審美性が達成された。1|の唇側歯肉は移植した結合組織とのアンブレンドが起こっているが、今後経過観察を行っていくなかで融合していくものと考えている。なお、両側犬歯は患者希望により、ホワイトニング後にコンポジットをやり直す予定である。

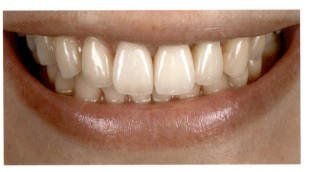

症例3-r　口唇とマッチしたスマイルを獲得することができた(技工担当：関 克哉氏)。

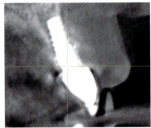
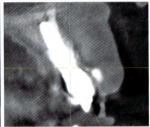

症例3-s　術後CT。インプラント唇側皮質骨は2mm以下となっている。抜歯後即時埋入においては、理想的なインプラントポジションに埋入を行ったとしても、唇側骨補填の量と部位には限界がある。したがって、補償としての軟組織移植が重要であることが示唆される。

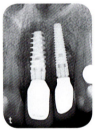

症例3-t、u　術後PA。PSタイプのインプラントを選択したことにより、リモデリングは最小限に抑えられており、インプラント間歯槽骨頂は維持されている。

おわりに

　審美領域のインプラントにおいて良好な結果を継続させるためには、インプラント特有のバイオロジーを理解したうえで、周囲硬・軟組織が持続的に共存可能な適切なインプラントポジションの設定が必須である。さらにCTGや骨補填、挺出などのマネージメントを、各処置の時間軸を考慮した適切なタイミングで実践する治療戦略がもっとも重要であると考えられる。今回供覧したケースは、正確な診断と理論に則った治療計画、および慎重な外科／補綴処置を適切なタイミングにて行うことで良好な結果を得ることができた。経過期間は短いため、今後も慎重にメンテナンスを継続していきたいと思う。

　最後に、このような機会を与えていただいた鈴木真名会長をはじめとするOJ理事の方々、5-D Japanの皆様、いつも良好な技工物を提供してくれるDT諸氏に深く感謝いたします。

参考文献

1. Gargiulo AW, Wentz F, Orban B. Dimensions and relations of the dentogingival junction in humans. J. Periodontol 1961；32：261-267
2. Maynard JG Jr, Wilson RD. Physiologic dimensions of the periodontium significant to the restorative dentist. J Periodontol 1979；50(4)：170-174.
3. Araújo MG, Lindhe J. Dimensional ridge alterations following tooth extraction. An experimental study in the dog. J Clin Periodontol 2005；32(2)：212-218.
4. Araújo MG, Sukekava F, Wennström JL, Lindhe J. Ridge alterations following implant placement in fresh extraction sockets: an experimental study in the dog. J Clin Periodontol 2005；32(6)：645-652.
5. Schropp L, Wenzel A, Kostopoulos L, Karring T. Bone healing and soft tissue contour changes following single-tooth extraction: a clinical and radiographic 12-month prospective study. Int J Periodontics Restorative Dent 2003；23(4)：313-323.
6. Lanning SK, Waldrop TC, Gunsolley JC, Maynard JG. Surgical crown lengthening: evaluation of the biological width. J Periodontol 2003；74(4)：468-474.
7. Levine DF, Handelsman M, Ravon NA. Crown lengthening surgery: a restorative-driven periodontal procedure. J Calif Dent Assoc 1999；27(2)：143-151.
8. Zarb GA, Albrektsson T. Consensus report: towards optimized treatment outcomes for dental implants. J Prosthet Dent 1998；80(6)：641.
9. Fürhauser R, Florescu D, Benesch T, Haas R, Mailath G, Watzek G. Evaluation of soft tissue around single-tooth implant crowns: the pink esthetic score. Clin Oral Implants Res 2005；16(6)：639-644.
10. Belser UC, Grütter L, Vailati F, Bornstein MM, Weber HP, Buser D. Outcome evaluation of early placed maxillary anterior single-tooth implants using objective esthetic criteria: a cross-sectional, retrospective study in 45 patients with a 2- to 4-year follow-up using pink and white esthetic scores. J Periodontol 2009；80(1)：140-151.
11. Grunder U, Gracis S, Capelli M. Influence of the 3-D bone-to-implant relationship on esthetics. Int J Periodontics Restorative Dent 2005；25(2)：113-119.
12. Nevins M, Camelo M, De Paoli S, Friedland B, Schenk RK, Parma-Benfenati S, Simion M, Tinti C, Wagenberg B. A study of the fate of the buccal wall of extraction sockets of teeth with prominent roots. Int J Periodontics Restorative Dent 2006；26(1)：19-29.
13. Cochran DL, Hermann JS, Schenk RK, Higginbottom FL, Buser D. Biologic width around titanium implants. A histometric analysis of the implanto-gingival junction around unloaded and loaded nonsubmerged implants in the canine mandible. J Periodontol 1997；68(2)：186-198.
14. Kan JY, Rungcharassaeng K, Umezu K, Kois JC. Dimensions of peri-implant mucosa: an evaluation of maxillary anterior single implants in humans. J Periodontol 2003；74(4)：557-562.
15. Nozawa T, Enomoto H, Tsurumaki S, Ito K. Biologic height-width ratio of the buccal supra-implant mucosa. Eur J Esthet Dent 2006；1(3)：208-214.
16. Kan JY, Rungcharassaeng K, Lozada JL. Bilaminar subepithelial connective tissue grafts for immediate implant placement and provisionalization in the esthetic zone. J Calif Dent Assoc 2005；33(11)：865-871.
17. Funato A, Salama MA, Ishikawa T, Garber DA, Salama H. Timing, positioning, and sequential staging in esthetic implant therapy: a four-dimensional perspective. Int J Periodontics Restorative Dent 2007；27(4)：313-323.
18. Lazzara RJ, Porter SS. Platform switching: a new concept in implant dentistry for controlling postrestorative crestal bone levels. Int J Periodontics Restorative Dent 2006；26(1)：9-17.
19. Canullo L, Rasperini G. Preservation of peri-implant soft and hard tissues using platform switching of implants placed in immediate extraction sockets: a proof-of-concept study with 12- to 36-month follow-up. Int J Oral Maxillofac Implants 2007；22(6)：995-1000.
20. Salama H, Salama M. The role of orthodontic extrusive remodeling in the enhancement of soft and hard tissue profiles prior to implant placement: a systematic approach to the management of extraction site defects. Int J Periodontics Restorative Dent 1993；13(4)：312-333.
21. Grunder U. Stability of the mucosal topography around single-tooth implants and adjacent teeth: 1-year results. Int J Periodontics Restorative Dent 2000；20(1)：11-17.
22. Tarnow DP, Cho SC, Wallace SS. The effect of inter-implant distance on the height of inter-implant bone crest. J Periodontol 2000；71(4)：546-549.
23. Tarnow D, Elian N, Fletcher P, Froum S, Magner A, Cho SC, Salama M, Salama H, Garber DA. Vertical distance from the crest of bone to the height of the interproximal papilla between adjacent implants. J Periodontol 2003；74(12)：1785-1788.
24. Grunder U. Achieving optimal esthetics in the atrophic, partially edentulous maxilla-single tooth and segmental restorations. Int J Oral Maxillofac Implants 2003；18(5)：763.
25. Novaes AB Jr, de Oliveira RR, Muglia VA, Papalexiou V, Taba M. The effects of interimplant distances on papilla formation and crestal resorption in implants with a morse cone connection and a platform switch: a histomorphometric study in dogs. J Periodontol 2006；77(11)：1839-1849.

会員発表

インプラント接合様式による Implant-Abutment Joint Contamination Area に関する考察

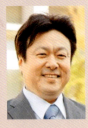

福留 淳一

1989年　九州歯科大学卒業
1990年　福留歯科医院開業
2006年　日本歯科大学歯学博士号取得
CISJ、BOSTON5、C.A.R.E 代表

はじめに

インプラント辺縁部の骨吸収の原因には、インプラント周囲炎・Implant-Abutment Joint のデザイン・埋入深度・手術時の外科的刺激・過剰な咬合力・Biological Width の形成などがあると指摘されている[1,2]。本発表は、Implant-Abutment Joint（以下 I-A J. と略す）のデザインに的を絞る。

1995年に Ericsson らは、2ピースインプラントは天然歯に加え I-A J. にも炎症領域があると報告した（図1）[3]。そのため2ピースインプラントを骨縁下に埋入すると、皿状に辺縁骨が吸収すると多数の報告がある。

2006年に Lazzara らが Platform switching（以下、PS と略す）という新しい概念を報告した[4]。これによりインプラント補綴後の辺縁骨の吸収を抑制できると報告した。しかし、抑制メカニズムについての報告はなかった。

2007年、Becker らがその理由についての報告をした（図2）[5]。炎症性細胞浸潤を起こした結合組織は水平的に張り出したプラットフォーム上に包囲されるため、その下部にある骨組織に炎症を波及させないと述べた。しかし、この理由だけでは、もし I-A J. 部を骨縁下に埋入したら骨吸収するといっていることになるのではないだろうか。このことは Horizontal off-set とも表現されている。PS は周囲骨の温存に有効であるという多数の論文が存在する[6,7]。しかし PS しても、骨吸収は避けがたいという報告も多数存在する[5,8]。この2種類の論文群の存在をどう理解したらいいのだろうか。

I-A J. 部の Micro gap

2007年に Zipprich らは、「各種インプラントとアバットメント接合部におけるマイクロムーブメントの評価」という報告をした。異なる構造を持つ7種それぞれ8個のインプラントについて、咬合時の側方負荷を想定した100万回の繰り返し負荷試験を行い、構造上の脆弱性について検討した[9]。表1が実験結果である。

青で覆った上方5種のインプラント群は、100万回の負荷実験に耐えられなかった。

図3は同実験で撮影されたハイスピード X-ray movie である。I-A J. に micro gap が確認できる。他の4種についても同じだった。

Zipprich らは、これらのことからソーサライゼーションのメカニズムについて考察した。I-A J. に生じた

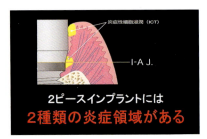

図1　1995年に Ericsson は、2ピースインプラントはサルカスと I-A J. 部に炎症領域があると報告した[3]。

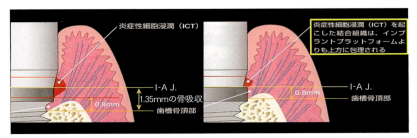

図2　2007年に Becker は、通常では I-A J. から1.35mm の骨吸収が、PS の形態により0.8mm に抑制できると報告した[5]。

インプラント接合様式による Implant-Abutment Joint Contamination Area に関する考察

表1　咬合時の側方負荷を想定した100万回の繰り返し負荷試験の結果[9]

インプラントシステム	インプラント径/アバットメント径	平均寿命(負荷回数)	変化が生じた割合	変化の内訳
Straumann SynOcta	4.8/3.45	149,758	8 (100%)	マイクロムーブメント 8 スクリューゆるみ 8
Straumann WN	4.8/3.45	395,699	8 (100%)	スクリュー破折 6 アバットメント破折 2
Brånemark	4.0/4.0	599,495	8 (100%)	スクリュー破折 8 フィクスチャー破折 5
Camlog	4.3/4.3	822,656	3 (37.5%)	スクリューゆるみ 1 スクリュー破折 2
FRIALIT-2	4.5/4.5	968,813	1 (12.5%)	スクリュー破折 1 アバットメント破折 1
Ankylos	4.5/2.5	1,000,000	0 (0%)	なし
Astra	4.5/3.5	1,000,000	0 (0%)	なし

青く覆った5種のインプラントは、100万回の負荷試験に耐えられなかった。

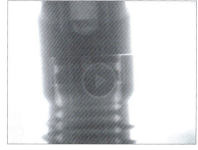

図3　この実験の負荷試験に耐えられなかったものは、いわゆるエクスターナルジョイントとインターナルジョイントであった。

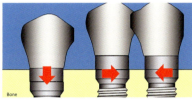

図4　図5

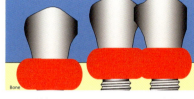

図4、図5　骨縁下埋入や近接埋入を行うと、I-A J.周囲に I-A J.CA が存在すると考えられるので、このように深い位置や連続した位置に存在すると考えられる。

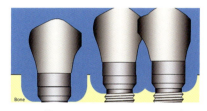

図6　結果、このような深い骨吸収や連続した骨吸収が起こると予想できる。

micro gap から、唾液中の細菌がインプラント内に吸引されそこで繁殖する。増殖した細菌が micro gap からポンプ効果により周囲にばらまかれる。これにより骨吸収が起こると説明した。つまり、これらの I-A J. 周囲には骨が生存するには過酷なエリアが存在すると考えられる。この部分の正式な名称がまだないようなので本発表では I-A J.Contamination Area(以下、I-A J.CA と略す)とよぶ。そのため咬合力で micro gap が生じる I-A J. を持つインプラントを深く埋入したり、インプラントどうしを近づけると(図4)、I-A J.CA が図5の位置に存在するので、このような連続した骨吸収や、深い骨吸収が起こると考えられ、その結果として非常にシンプルに I-A J. 部の骨吸収の範囲が予測できる(図6)。このエリアの大きさは、ポンプ効果の大小や生体の強さに影響されると考

えられるので、患者の咬合力や咬合様式、また多数のインプラントを連結するなどの上部補綴方法や骨の炎症に対する抵抗性によって、その大きさが変化すると推察される。

先ほどの Zipprich らの実験の表の下2群は、この100万回の負荷実験に耐え抜いた。

このインプラントの高速 X-ray video では I-A J. 部に micro gap が生じないと考えられた(図7)。

この2種類のインプラントはテーパー結合している。十分に考えられたテーパー角度、接合長さ・面積が与えられているために弱いトルクでフィクスチャーとアバットメントがしっかりとロックする。そのため I-A J. 部に micro gap を生じないと考えられた。つまり I-A J.CA が存在しないと考えられた。また、テーパージョイントしているので、結果的にプラットフォームがスイッチし

ている。

しかしこのコニカルシールから窒素ガスや赤インク、エンドトキシン、細菌が漏れたという報告がある[10,11,12,13]。Harder らはコニカルシールを垂直的に観察した(図8)[12]。左が Astra、右が Ankylos である。Ankylos でおよそ 1μm のギャップがあるように観察される。

これらから、コニカルシールも小さいながらも I-A J.CA が存在すると考えたほうが妥当であろう。

ではどのような理由で PS が crestal bone の維持に有効な場合とそうでない場合があるのだろうか。

この両者は PS インプラントである(図9)[14]。micro gap の大きさから左はやや大きい I-A J.CA を持ち、右はやや小さい I-A J.CA を持つと思われる。また PS の大きさが右のほうがやや大きい。そのため右のほうが Horizontal set-off の効果が大

会員発表

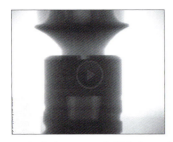

図7 あくまでこの角度からでは、このインプラントはI-A J.部にmicro gapが観察できなかった。

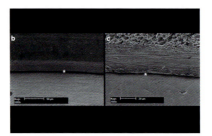

図8 左がAstra、右がAnkylos。垂直方向から観察すると両者ともRed complexや鉄の供給源である赤血球の交通ができうるmicro gapが観察できる[12]。

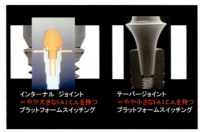

図9 ジョイントの方式は違えども、現在デリバリーされているPSインプラントは、I-A J.CAを持つと考えたほうが自然である[14]。

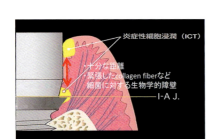

図10 大事なことはサルカス部からの炎症細胞をI-A J.部に浸潤させないことであろう。

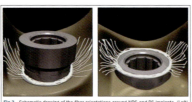

図11 バットジョイントとPSのアバットメント2種を取り付け、骨縁下2mmに埋入。途中清掃のため、何度かこれらアバットメントは脱着された[15]。

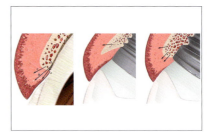

図12 牧草氏は血管レプリカを調べることにより、PSのほうが、血液供給が多く天然歯により近いと述べている[16]。

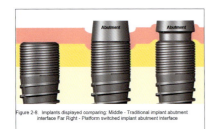

図13 Ray Tesmer氏はアバットメントを変えることにより、周囲骨の形状変化が起きると述べている(Ray Tesmer. Bacterial Colonization of the Dental Implant Fixture-Abutment Interface. 2011 Chair,Post course The graduate scool of the Univ. of Florida.)。

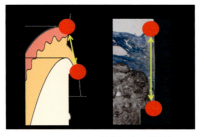

図14 このように骨縁下に設置されたI-A J.周囲に骨が誘導されるには、Ericssonの言う2つの炎症領域が十分に離れていることが必要なのではないだろうか。

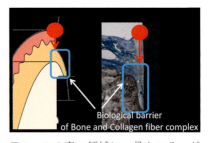

図15 この青い領域に、骨とコラーゲンファイバーの複合体による感染を防ぐ生物学的なバリアが形成されていると考える。

きいと考えられる。

　現在市場でデリバリーされているPSインプラントといえども、2つの炎症領域を持つと考えられる。しかし、2つの炎症領域間に十分な距離と緊張したコラーゲン線維など細菌に対する生物学的障壁を設けることにより、サルカスからI-A J.部への炎症性細胞の浸潤を防いでいると考えられる(図10)。

　Rodríguezらは PSによってコラーゲン線維のオリエンテーションが変化しインプラント周囲骨の吸収抑制に効果があると述べている(図11)[15]。

　牧草氏はバットジョイントインプラントよりもPSインプラントのほうがcrestal boneからの血液供給が多く、天然歯に近いと述べた(図12)[16]。

　Ray Tesmerはコニカルテーパージョイントインプラントに、PSしていないアバットを装着すると周囲骨が吸収し、PSアバットを装着すると骨が維持・誘導されると述べている(図13)。

　Nentwigらは、フランクフルト大学で行われた1991年4月から2011年5月まで12,737本のAnkylos implantについて、20年の長期評価報告をした[17]。204ヵ月後のCSR

インプラント接合様式による Implant-Abutment Joint Contamination Area に関する考察

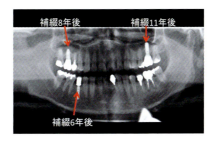

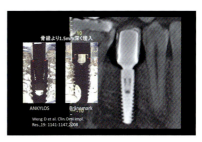

症例1-a | 症例1-b　症例1-a,b　6|6部に骨同縁に埋入した5年経過症例。二次元的に5年後もプラットフォーム周囲骨が維持できている。

症例2-a | 症例2-b

症例2-a　Ankylos、Straumann、リプレースで補綴してある症例。
症例2-b　補綴6年後も周囲骨が維持されている。2008年のWengの1.5mm骨縁下埋入報告と一致している[21]。

（Kaplan-Meirer Cumuraitive Survival Rate）は＝93.3％であった。現在、フランクフルト大学でのAnkylos implantの埋入深度Protocolは骨縁下1mmである。

図14を見ていただきたい。左はフランクフルト大学で考えられているAnkylos implantを骨縁下埋入した後のシェーマ、右は2005年にWengらが報告した[18]骨縁下に埋入した後の組織切片像である。Ericssonのいう2つの炎症領域が十分に離れている。またプラットフォーム上に骨が誘導されている。青で囲った部分にコラーゲン線維と骨の複合体の細菌に対するBiological barrierが存在するという仮説が立てられる（図15）[19,20]。そのため、サルカス部からの感染を強く防いでいると考えられる。このためI-A J.CAの発動が食い止められていると考えられる。また、このような骨誘導が可能になったのは、それが確立するまでサルカスからI-A J.への重大な感染が無かったからと考えられる。PSしていないインプラント補綴においても、骨吸収が第1スレッドで止まり、I-A J.CAの発動が封じ込まれ長期

安定しているケースを臨床的に観察することも多い。この場合もI-A J.周囲の骨・軟組織のフォーメーションによって、サルカスからの感染を食い止めていると考えられる。このような状態では、I-A J.部にマイクロギャップの有無、大小は骨吸収には関与しないと思われる。つまり、I-A J.周囲の骨吸収の原因を感染によるものと、I-A J.の形態差による骨・血管・コラーゲン線維の初期フォーメーションによるものがあると考えるのが妥当であろう。また、ひとたびサルカスからI-A J.部への感染が起こった場合は、micro gapが小さいほうが有利でありさらにPSによるHorizontal offset効果があったほうが有利であろう。

しかし、上記のBiological barrierの獲得を求めるあまりに、深すぎる埋入深度には注意が必要と思われる。

症例供覧

今回、テーパージョイントPSのAnkylos implantの使用によって、短い期間であるが良い臨床結果が得られたと思われるので報告したい。

症例1　このケースはプラットフォームを骨同縁に埋入した5年経過症例である（症例1）。補綴5年後もプラットフォーム周囲の骨を維持しているのが観察できる。これはWengらが骨同縁にBrånemark implantとAnkylos implantを埋入し、2008年に報告した結果と一致する[21]。

症例2、3　3種類のインプラントを配したケース。5|に配した補綴6年後のこのインプラントに注目する。骨縁下に埋入したが、補綴6年後もPS周囲の骨が維持されているのがCT矢状スライス画像で観察できる。先ほどのWengらの報告内の骨縁より1.5mm深く埋入した結果と一致する（症例2-a、b）[21]。

補綴5年後のCT矢状断面画像（症例3-a）。周囲骨が維持されているばかりか、さらにプラットフォーム上に誘導されているのが観察できる。2005年にWengらが報告した組織切片のインプラント周囲骨の形態と一致している[18]。赤く囲まれた部分の組織はどうなっていると考えられているのだろうか（症例3-b）。左はDegidiらによる2008年の報告で

会員発表

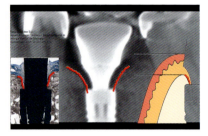

症例3-a　プラットフォーム上に新生骨が誘導されている。

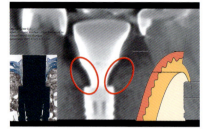

症例3-b　赤く覆った組織はどのようになっていると考えられるであろうか。

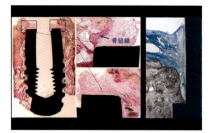

症例3-c　埋入1ヵ月後でプラットフォーム上には炎症細胞浸潤がほとんどなく、新生骨が誘導され始めている。

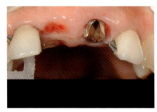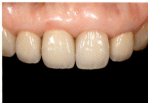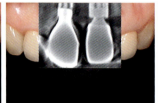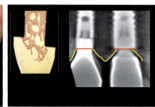

症例4-a　症例4-b　症例4-c　症例4-d

症例4-a～d　骨縁下、近接埋入症例。インプラント間の骨が維持され、さらにプラットフォーム上に新生骨が誘導されている。2002年のRomanosの報告と一致する[22]。

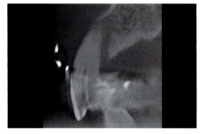

症例5-a　2⎦部のCT画像。歯周炎のために高度に骨吸収している。抜歯即時埋入、GBR、即時負荷を行った。

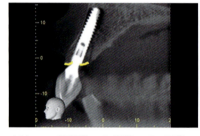

症例5-b　同部位の2年後のCT画像。新生骨が唇側ではプラットフォーム上に、口蓋では同縁に観察できる。

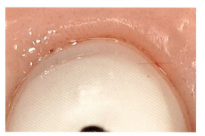

症例5-c　周囲の炎症が抑止されているため、健康的な毛細血管が観察できる。

ある[19]。ヒト下顎臼歯部の即時負荷症例において、負荷1ヵ月目に精神医学的要因によりインプラントをトレフィンバーにて除去したものについて、組織学的考察を行った。I-A J.部周囲には、炎症性細胞浸潤がほとんど認められず、プラットフォーム上に新生骨が誘導され始めているのが観察される(症例3-c)。右は先ほどのWengらの組織切片の強拡大である[18]。骨縁下に埋入されたインプラントの周囲骨が維持され、さらにプラットフォーム上にI-A J.部に及ぶ骨が誘導されている。その骨から伸びた線維により、軟組織が緊張し健康であった様子が観察できる。

PSと埋入深度のコントロールによって骨組織などの再生のための毛細血管や周囲の上皮環境が整い、このように骨・軟組織が誘導維持されると考えられる。

症例4　初診時58歳、女性(症例4-a)。2本のインプラントを骨縁下に近接埋入し補綴した(症例4-b)。前頭断面CT画像(症例4-c)。赤いラインがI-A J.である。インプラント間の骨が維持され、さらにプラットフォーム上に誘導されている様子が観察できる。これは、インプラントを近接埋入した2002年のRomanosらの報告と一致する(症例4-d)[22]。

症例5　初診時67歳、男性患者の2⎦に抜歯即時埋入し、さらにテンポラリーアバットとプロビジョナルにより即時負荷した2年経過ケース。症例5-aは術前CTスライス画像である。

症例5-bは、補綴2年後の同部CTスライス画像である。唇側骨はプラットフォーム上に、口蓋骨は同縁に位置しているのが観察できる。症例5-cは最終カスタムアバットメントを装着した状態の強拡大写真。周囲の炎症が抑止されているため健康的な毛細血管がはっきりと観察される。前半に示したように、I-A J.周囲の骨吸収の原因は他にもいろいろある。しかしPSインプラントを使うことにより、周囲の骨を維持

しやすいばかりか、新たに誘導しているケースが他にも多数存在する。炎症がない骨は必ず線維性結合した軟組織で覆われる。またこの確立がサルカスからの感染を防ぐBiological barrierになっていると考えられる。このことはインプラント補綴の安定性や審美性の維持に非常に有効なのではないだろうか。もちろん使用するインプラントの種類ですべてが決定されるわけではない。

術者が使用するインプラントをよく理解し、それを有効に患者のために役立てたいという心がもっとも重要であることはいうまでもない。今回供覧した症例はせいぜい5〜6年しか経っていない。10年経過後この状態を維持できているかは今のところわからない。数年後に今回のケースの経過を紹介できる機会があることを祈りつつ患者のメインテナンスに励みたい。

最後に助言をいただいた鈴木真名先生、夏堀礼二先生、Nentwig先生ならびに各皆様方に深く感謝いたします。

参考文献

1. Oh TJ, Yoon J, Misch CE, Wang HL. The causes of early implant bone loss：myth or science? J Periodontol 2002；73（3）：322-333.
2. 竹田博文．アバットメント接合部の違いによる周囲組織への影響を考察する．補綴臨床 2010；43（4）：446-459.
3. Ericsson I, Persson LG, Berglundh T, Marinello CP, Lindhe J, Klinge B. Different types of inflammatory reactions in peri-implant soft tissues. J Clin Periodontol 1995；22（3）：255-261.
4. Lazzara RJ, Porter SS. Platform switching：a new concept in implant dentistry for controlling postrestorative crestal bone levels. Int J Periodontics Restorative Dent 2006；26（1）：9-17.
5. Becker J, Ferrari D, Herten M, Kirsch A, Schaer A, Schwarz F. Influence of platform switching on crestal bone changes at non-submerged titanium implants: a histomorphometrical study in dogs. J Clin Periodontol 2007；34（12）：1089-1096.
6. Canullo L, Rasperini G. Preservation of peri-implant soft and hard tissues using platform switching of implants placed in immediate extraction sockets：a proof-of-concept study with 12-to 36-month follow-up. Int J Oral Maxillofac Implants 2007；22（6）：995-1000.
7. Cappiello M, Luongo R, Di Iorio D, Bugea C, Cocchetto R, Celletti R. Evaluation of peri-implant bone loss around platform-switched implants. Int J Periodontics Restorative Dent 2008；28（4）：347-355.
8. Becker J, Ferrari D, Mihatovic I, Sahm N, Schaer A, Schwarz F. Stability of crestal bone level at platform-switched non-submerged titanium implants：a histomorphometrical study in dogs. J Clin Periodontol 2009；36（6）：532-539.
9. Zipprich H, Weigl P, Lange B, Lauer HC. Micromovements at the Implant-Abutment Interface: Measurement, Causes, and Consequences. Implantologie 2007；1(15)：31-46.
10. Fauroux MA, Levallois B, Yachouh J, Torres JH. Assessment of leakage at the implant-abutment connection using a new gas flow method. Int J Oral Maxillofac Implants 2012；27（6）：1409-1412.
11. Berberi A, Tehini G, Rifai K, Bou Nasser Eddine F, El Zein N, Badran B, Akl H. In vitro evaluation of leakage at implant-abutment connection of three implant systems having the same prosthetic interface using rhodamine B. International Journal of Dentistry. Volume 2014（2014）, Article ID 351263, 7pages. http://dx.doi.org/10.1155/2014/351263.
12. Harder S, Dimaczek B, Açil Y, Terheyden H, Freitag-Wolf S, Kern M. Molecular leakage at implant-abutment connection--in vitro investigation of tightness of internal conical implant-abutment connections against endotoxin penetration. Clin Oral Investig 2010；14（4）：427-432.
13. Jansen VK, Conrads G, Richter EJ. Microbial leakage and marginal fit of the implant-abutment interface. Int J Oral Maxillofac Implants 1997；12（4）：527-540.
14. Baixe S, Fauxpoint G, Arntz Y, Etienne O. Microgap between zirconia abutments and titanium implants. Int J Oral Maxillofac Implants 2010；25（3）：455-460.
15. Rodríguez X, Vela X, Calvo-Guirado JL, Nart J, Stappert CF. Effect of platform switching on collagen fiber orientation and bone resorption around dental implants：a preliminary histologic animal study. Int J Oral Maxillofac Implants 2012；27（5）：1116-1122.
16. Makigusa K. Historogic comparizon of biological width around teeth versus implants；The effect of bone preservation. Jurnal of Implant and Redonstructive Dentistry 2009；1（1）：20-24.
17. Krebs M, Schmenger K, Neumann K, Weigl P, Moser W, Nentwig GH. Long-Term Evaluation of ANKYLOS® Dental Implants, Part I：20-Year Life Table Analysis of a Longitudinal Study of More Than 12,500 Implants. Clin Implant Dent Relat Res 2013 17.
18. Weng D, Richter E-J. Implant-Abutment Interface-From Mechanical to Biologie View of the microgap. Implantologie 2005；13（2）：125-130.
19. Degidi M, Iezzi G, Scarano A, Piattelli A. Immediately loaded titanium implant with a tissue-stabilizing/maintaining design ('beyond platform switch') retrieved from man after 4weeks：a histological and histomorphometrical evaluation. A case report. Clin Oral Implants Res 2008；19（3）：276-282.
20. Degidi M, Piattelli A, Shibli JA, Perrotti V, Iezzi G. Early bone formation around immediately restored implants with and without occlusal contact：a human histologic and histomorphometric evaluation. Case report. Int J Oral Maxillofac Implants 2009；24（4）：734-739.
21. Weng D, Nagata MJ, Bell M, Bosco AF, de Melo LG, Richter EJ. Influence of microgap location and configuration on the periimplant bone morphology in submerged implants. An experimental study in dogs. Clin Oral Implants Res 2008；19(11)：1141-1147.
22. Romanos GE, Toh CG, Siar CH, Swaminathan D. Histologic and histomorphometric evaluation of peri-implant bone subjected to immediate loading: an experimental study with Macaca fascicularis. Int J Oral Maxillofac Implants 2002；17（1）：44-51.

会員発表

上顎前歯部単独歯欠損部へのインプラント治療
―理想的なインプラント埋入―

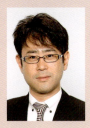

藤田 憲一

1991年　鹿児島大学歯学部卒業
1999年　藤田歯科医院開業

歯学博士、ICOI（国際口腔インプラント学会）指導医・認定医、ADIA（アメリカ歯科インプラント協会）認定医、IPOI（近未来オステオインプラント学会）認定医

はじめに

　近年、審美領域においても、ガイドラインがある程度明確化され、臨床応用されてきているが、やはり、上顎前歯部のインプラント補綴は、患者からの審美的要求度のもっとも高い領域であるため、他の部位と比較しても、難易度が高いことは周知の事実である。上顎前歯部単独歯欠損における術前の診査・診断は特に重要であり、設定したインプラントポジションに、いかに正確に埋入することができるかが、後の審美性・予知性に深く関与し、容易に結果を導き出すことができるポイントと考える。

症例供覧1

　患者は18歳女性で、|2欠損部のインプラント治療を希望し当医院を受診された（症例1-a）。既往歴としては、全顎的な矯正治療、口唇口蓋裂でインプラント治療のため骨移植を行っている。

1）診査・診断

　通常どおり、診断用テンプレートを製作し、CT撮影を行い、三次元的に診査・診断を行う（症例1-b）。ここで大切なことは、最終補綴物の設計を含めて診査・診断を行うことである[1〜3]。すなわち、最終補綴の設定まで含めたCTクロスセクション画像にて、詳細な顎骨の断面形態や解剖学的特徴の把握を行え、これにより必要であれば最適な術前処置の選択、最適なインプラント体の選択、最適なインプラントポジションの設定、最適なインプラント埋入術式の選択を行うことができる（症例1-c）。

2）術式の選択

　次に設定したポジションへのインプラント埋入が非常に大切であること[1〜3]は言うまでもないが、現実問題、上顎前歯部においては口蓋側の固く厚い骨壁が存在することが多いため（症例1-d）、ドリリングが非常に難しく、無意識に唇側に倒されてしまいがちである（症例1-e）。

　そこで、対策として診断用テンプレートを改造して用い（症例1-f）、現在ではリンデマンバーを使用することで対処している（症例1-g）。可能な限り骨内に埋入するために、リッジスプレッダーを使用する。直径の細いものであれば大丈夫であるが、太くなれば太くなるほど、口蓋側の固く厚い骨壁により唇側に倒されてしまい、理想的な埋入ポジションからズレてしまう（症例1-h）。リッジスプレッダーを使用する際、十分な診査・診断のもと適応症であるかどうかの確認が必要である。GBRには、同時法と段階法の選択肢があるが、患者の希望、生活背景を考慮し、可能な限り外科的介入を減らし、治療期間の短縮を目的に、オープンフラップの手術を1回に限定できるインプラント埋入同時法を選択することにした。インプラント埋入後のCT画像からは、設定したインプラントポジションに三次元的に正しく埋入できたことがわかる（症例1-i）。GBR部は、術後20〜30％の吸収を考慮して行い、サンドウィッチボーンオグメンテーションテクニック[4〜6]を筆者なりに変法して用いた（症例1-j）。

3）唇側骨の経時的変化

　最終補綴物装着後4年経過時の口腔内所見である（症例1-k）。現在のところ良好な経過をたどっていると思われる。機能的にも審美的にも安定したインプラント体の周囲には2mmの骨幅が存在することが望ましいと言われている。そこで、患者

インプラント埋入同時骨造成をした症例1（症例1-a～m）

患者年齢および性別：18歳、女性
主訴：|2欠損部のインプラント治療を希望。
既往歴：全顎的な矯正治療、口唇口蓋裂でインプラント治療のため骨移植を行っている。

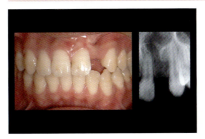

症例1-a　初診時口腔内所見。

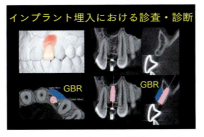

症例1-b　インプラント埋入における診査・診断。最終補綴物の設計まで含めた、インプラント体の選択、埋入ポジションの設定を行う。

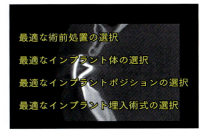

症例1-c　顎骨の断面形態や解剖学的特徴の把握。インプラント窩の形成方法、骨造成のタイミングの決定に重要である。

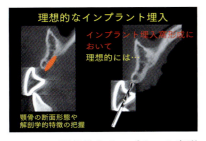

症例1-d　理想的なインプラント窩形成方向。

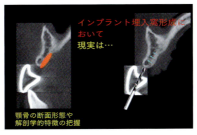

症例1-e　実際には、口蓋側の固く厚い骨壁の存在により、バーが唇側に倒されてしまう。

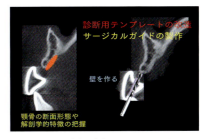

症例1-f　唇側に倒されないように、サージカルテンプレートの製作。

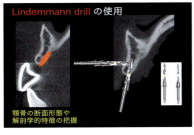

症例1-g　バーの側面で削合できるリンデマンバーを使用し、固く厚い口蓋側の骨壁を削合しながらインプラント窩の形成を行う。

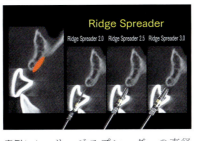

症例1-h　リッジスプレッダーの直径が太くなればなるほど、口蓋側骨壁の存在により唇側に倒されてしまう。

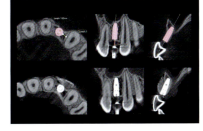

症例1-i　診査・診断で設定したインプラントポジションへ三次元的に、正確に埋入できたことがわかる。

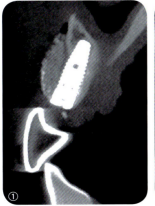

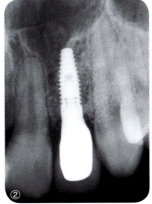

症例1-j①、②　インプラント体表層部には、自家骨と吸収性アパタイトを、中層部にはBio-Ossを、外層部には非吸収性アパタイトをPRPと混合して填入した。

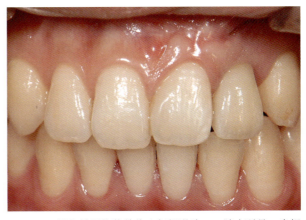

症例1-k　最終補綴物装着後4年経過時の口腔内所見。良好な経過をたどっていると思われる。

会員発表

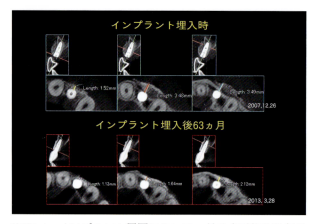

症例1-l　インプラント周囲において、骨の水平的な吸収は認められるが、垂直的な吸収はほとんど認められなかった。

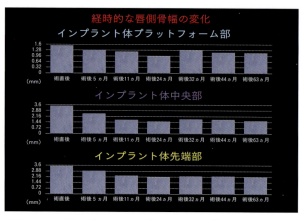

症例1-m　プラットフォーム部においては約0.5mm、インプラント体中央部においては約2mm、インプラント体先端部においては約1mmの骨吸収が認められた。いずれの部位においても、術後1年経過すると安定傾向が認められた。

の了解のもと、メインテナンス時にCT撮影を行い、インプラント体のプラットフォーム部、中央部、先端部の3ヵ所で、インプラント埋入後の唇側の骨幅を経時的に計測した(症例1-l)。これらのデータをグラフ化してみると(症例1-m)、プラットフォーム部・インプラント体中央部・インプラント体先端部ともに、術後吸収が認められるが、術後1年からは安定している。インプラント周囲において、骨の水平的な吸収は認められるが、垂直的な吸収はほとんど認められなかった。このことが、安定した周囲軟組織の状態を維持するために有効であると思われる。患者には十分に満足していただいている。

症例供覧2

患者は50歳男性で、仕事中に転んで前歯を強打して折れたとのことで来院。歯根破折しており、また患者の希望もあり、抜歯後即時インプラント埋入の治療計画を立て、同意を得て治療を行った(症例2-a)。

1) 術式の選択

破折した歯冠部に鉛を貼り、CT撮影を行い診査・診断を行った。抜歯後は4壁性の骨欠損であり、インプラントの抜歯後即時インプラント埋入の適応症である。ガイドラインに則り、三次元的に理想的なインプラントポジションを設定し[1,2]、インプラント埋入を行うが(症例2-b)、注意すべき点は、抜歯窩の口蓋側内斜面と固く厚い骨壁の存在である。実際、平らな部位はなくバーが流されてしまう。まずは、6番のラウンドバーで口蓋側の骨壁内斜面に刺入点の形成を行い、次に口蓋側の厚く固い骨壁が存在するため、インプラント窩形成の際に、唇側にバーを傾かされてしまわないようにサージカルステントの使用や、リンデマンバーなど、バーの側面で削ることのできるものを使用することで対応している(症例2-c)。リンデマンバーの使用では、バーを回転させながら、口蓋側の骨壁を削合し、インプラント窩を形成していく。このようにリンデマンバーをうまく使用することで、容易に設定した位置にインプラント窩を形成することができ、唇側にふられることなく予定したインプラントポジションに埋入できたことがわかる(症例2-d)。

2) 抜歯窩とインプラント体との隙への処置

抜歯窩とインプラント体とのギャップに骨補填材料を填入することについては賛否両論あるが、筆者の臨床では感染のリスクを減少できれば有効であると考える。今回、Bio-Oss+PRPを混ぜて填入したが[7](症例2-e)、Nevinsらの報告[8]からも、術後の薄い唇側骨の骨吸収を考えると、スペースメイキングのうえでも有効であると考える。

3) 唇側骨の経時的変化

患者の協力と了解を得てCT撮影を行い、このケースにおいても3ヵ所で骨の状態を計測し(症例2-f)グラフ化した(症例2-g)。計測期間が短いが、プラットフォーム部・インプラント体中央部において、術後から5ヵ月間までの骨吸収が1mmと著しく、5ヵ月後以降において

抜歯後即時インプラント埋入した症例2（症例2-a～i）

患者年齢および性別：50歳、男性
主訴：仕事中に転んで前歯を強打して折れたとのことで来院。

臨床所見：歯根破折しており、また患者の希望もあり、抜歯後即時インプラント埋入の治療計画を立案した。

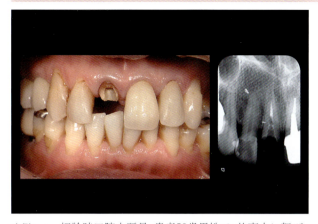

症例2-a　初診時口腔内所見。患者50歳男性で、仕事中に転び、前歯を強打して折れたとのことで当院を受診。歯根破折が認められ保存不可能。

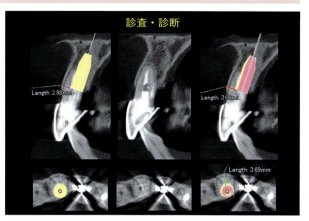

症例2-b　最終補綴物の設計まで含めた、インプラント体の選択、埋入ポジションの設定を行う。

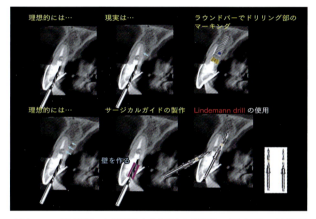

症例2-c　抜歯窩の口蓋側内斜面と口蓋側の厚く固い骨壁が存在するため、インプラント窩形成時にバーが倒されてしまう。対策として6番のラウンドバー、サージカルステントの使用、リンデマンバーの使用。

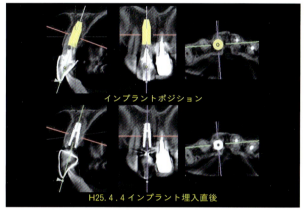

症例2-d　診査・診断で設定したインプラントポジションに三次元的に、正確に埋入できたことがわかる。

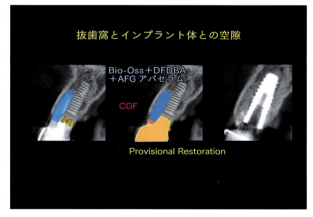

症例2-e　抜歯窩とインプラント体とのギャップにBio-Oss+PRPを混ぜて填入した。臨床では感染のリスクを減少できれば有効であると考える。Nevinsらの報告からも、術後の薄い唇側骨の骨吸収を考えると、スペースメイキングのうえでも有効であると考える[8]。

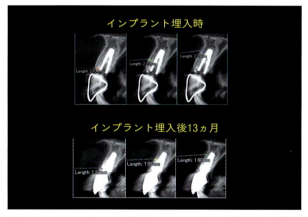

症例2-f　インプラント周囲において、骨の水平的な吸収は認められるが、垂直的な吸収はほとんど認められなかった。

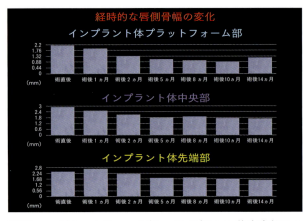

症例2-g　プラットフォーム部・インプラント体中央部において、術後から5ヵ月間までの骨吸収が1mmと著しく、5ヵ月後以降においては、プラットフォーム部では緩やかであるが骨吸収が進んでおり、中央・先端部では落ち着いていた。

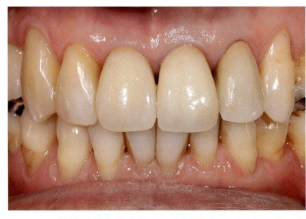

症例2-h　最終補綴部装着後6ヵ月経過時の口腔内所見。良好な経過をたどっていると思われる。

は、プラットフォーム部では緩やかであるが骨吸収が進んでおり、中央部、先端部では、骨の垂直的な吸収は、ほとんど認められなかった。また、抜歯後の水平的な骨吸収量を考えると、安定した術後のインプラント周囲の2mmの骨幅を維持するために、現在選択していたサイズよりも、ワンサイズ細いインプラント体の選択やプラットフォームスイッチング機能を有したインプラント体の選択も有効であると考える（症例2-b）。術後の状態である（症例2-h）。患者には十分に満足していただいている。

まとめ

機能的にも審美的にも良い治療結果を得るためには、第一にインプラントを三次元的に正しい位置へ埋入することがもっとも重要であると考える。その際、複雑な骨の形態を有している審美領域においても、リンデマンバー使用は有効であり、また、自分の臨床では、まだまだ模索している最中であるが、術後の骨吸収を考慮すると、骨補填材料の選択、GBRの術式の選択、CTGの必要性・タイミングなどを含め、インプラント体の選択においても再考の必要性があると思われる。

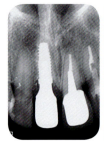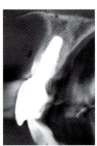

症例2-i　最終補綴物装着後のデンタルX線像、CBCTクロスセクション画像。良好な経過をたどっていると思われる。

参考文献

1. 小濱忠一．前歯部審美修復 インプラント編．東京：クインテッセンス出版，2007．
2. 船登彰芳，石川知弘．4-Dコンセプトインプラントセラピー．東京：クインテッセンス出版，2008．
3. Buser D, Wismeijer D, Belser U（編）勝山英明，船越栄次（監訳）．ITI Treatment Guide Volume 3．抜歯部位へのインプラント埋入．東京：クインテッセンス出版，2008．
4. Lee A, Brown D, Wang HL. Sandwich bone augmentation for predictable horizontal bone augmentation. Implant Dent 2009；18(4)：282-290.
5. Park SH, Lee KW, Oh TJ, Misch CE, Shotwell J, Wang HL. Effect of absorbable membranes on sandwich bone augmentation. Clin Oral Implants Res 2008；19(1)：32-41.
6. Wang HL, Misch C, Neiva RF. "Sandwich" bone augmentation technique: rationale and report of pilot cases. Int J Periodontics Restorative Dent 2004；24(3)：232-245.
7. Araújo MG, Linder E, Lindhe J. Bio-Oss collagen in the buccal gap at immediate implants: a 6-month study in the dog. Clin Oral Implants Res 2011；22(1)：1-8.
8. Nevins M, Camelo M, De Paoli S, Friedland B, Schenk RK, Parma-Benfenati S, Simion M, Tinti C, Wagenberg B. A study of the fate of the buccal wall of extraction sockets of teeth with prominent roots. Int J Periodontics Restorative Dent. 2006；26(1)：19-29.

正会員発表

宇毛　玲
鈴木健造
根本康子
牧草一人

Esthetic Consideration for Implants Therapy

―インプラント周囲組織の予知性を向上させるキーファクターについて―

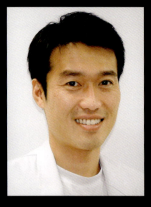

宇毛　玲
（ウケデンタルオフィス）

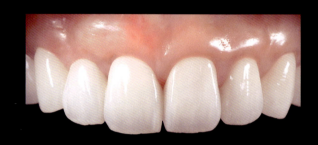

● 略歴
1992年　明海大学歯学部卒業
2005年　ウケデンタルオフィス開業
現在、東京SJCD会員、EAO active member、
OJ正会員

はじめに

　前歯部審美領域にインプラント治療を検討する際、オッセオインテグレーションに関与する機能的な硬組織は当然ながら、審美性に関与するインプラント周囲硬・軟組織が隣接する歯牙周囲組織との連続性と調和を保つことが重要であり[1〜3]、かつ、それに予知性が備わっていることが絶対条件である。

　欠損部顎堤または抜歯当該部位に、前述した要件でインプラントを施行する際に、ほとんどのケースにおいて組織が不足しており、何らかのオグメンテーションが必要であることは言うまでもない。

　筆者はチタンメッシュとクロスリンクタイプコラーゲンメンブレンを併用したGBR[4]とCTGでバイオタイプを変更させ、かつプラットフォームスイッチングは骨縁下1mmに設定[5]し、アバットメントのシフト距離を0.5mmに設定すること[6]がインプラント周囲骨の吸収を抑制し、インプラント周囲組織の安定化を図るうえで重要なキーファクターであると考えている（図1、2）。

症例報告

　初診時、患者は34歳女性で前歯をきれいに治したいということで、他院からの転院で来院された（症例1-a）。特記事項とし、職業はモデルで審美的な治療結果を強く望んでいた。

　前歯部にはプロビジョナルレストレーションが装着されていた。歯周組織は比較的安定した状態であったが、パノラマX線写真からは口腔内に多くの不適切修復物やエンドの問題が散見された。加えて顔貌と口腔内の分析より、患者は多くの審美的問題を抱えていることが判明した。

Esthetic Consideration for Implants Therapy
―インプラント周囲組織の予知性を向上させるキーファクターについて―

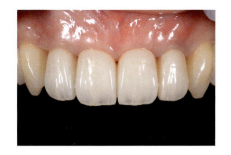
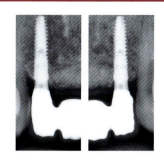

図1、2-a、b　GBR、CTG、プラットフォームスイッチングを行ったケースの術後3年経過時。インプラント周囲には骨吸収は認められず、垂直的に造成された硬組織はインプラントより高い位置に維持されている。

上顎右側中切歯、側切歯連続歯欠損に対して審美的回復を目指した症例（症例1-a〜j）

患者年齢および性別：34歳、女性。
現症：前歯をきれいに治したいと他院から転院。

特記事項：職業がモデルということで、審美的な治療結果を強く要望。

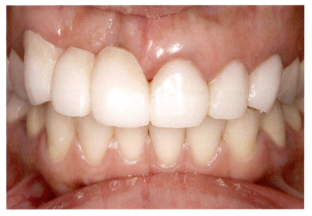

症例1-a①　初診時前方面観。

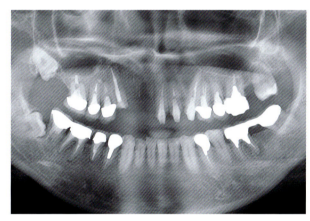

症例1-a②　初診時パノラマX線写真。

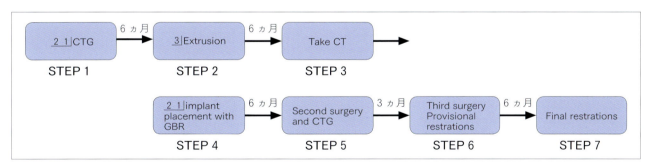

症例1-b　トリートメントシークエンス。

術式

　患者は早期に2|、|1部の歯冠長の改善を望んだため、GBRに先立ちCTGを行った。6ヵ月後に|3のエクストルージョン開始し、3ヵ月間の動的治療、3ヵ月間の保定を行った。CT撮影、画像解析からGBRと同時のインプラントプレースメントを計画し、6ヵ月後に二次手術、3ヵ月後に三次手術でプロビジョナルレストレーションを装着し、ファイナルレストレーションという順序で治療した（症例1-b）。

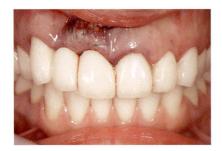
症例1-c　CTG直後。

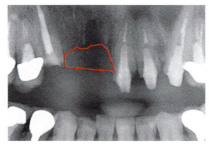
症例1-d①　赤い部分は3|のエクストルージョンを行ってから、GBRをした場合の垂直的回復限界。

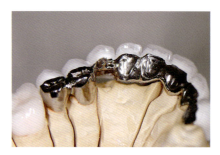
症例1-d②　3|エクストルージョン装置。エクストルージョンは2 1|欠損のため、3|を含めると3歯欠損になり、レジンの装置では強度が不足するためメタルバッキングのレジン前装ブリッジで行った。

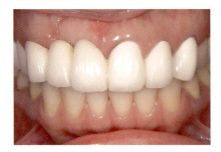
症例1-d③　エクストルージョン術後。3|のジンジバルレベルに注目。

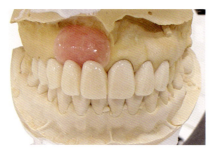
症例1-d④　プロビジョナルレストレーションを参考に診断用テンプレートを製作。軟組織の不足分をレジンで再現し、より理想的な歯冠形態とした。

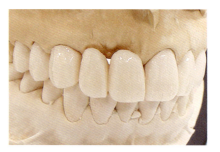
症例1-d⑤　レジンで再現した軟組織を外した状態。組織の不足量が認識できる。

　今回、患者が早期に審美的改善を希望したためにGBR前に欠損部顎堤にCTGを行った（症例1-c）。
　結果的に、多少ではあるが審美的改善がなされた。加えて欠損部の軟組織が増大したためにフラップ断端の血流を確保でき、GBRの際に起こりうるメッシュの露出に抵抗性を高めることができたのではないかと筆者は考察している。

Extrusion
　本症例においては、3|のジンジバルレベルは非常に高い位置にあり、その改善も含めてGBR前にエクストルージョンを行った（症例1-d①～⑤）。

GBR
　GBRによる垂直的な硬組織の回復は、欠損部に隣接する歯間骨に依存する。本症例においては|1近心歯間骨と3|近心歯間骨で、仮にエクストルージョンを行わずにGBRをした場合、当初の目的である周囲組織との連続性が獲得できないが、3|のエクストルージョンを行ってからGBRをすれば理想的な垂直的回復が獲得できる（症例1-e①～⑤）。

Second surgery and CTG
　一次手術から6ヵ月後に二次手術を行った（症例1-f①～⑤）。メッシュを除去するために歯槽頂切開を口蓋側より設定した。これは将来構築される歯間乳頭部で、軟組織の創傷治癒を避けるためであった。移植片は上皮の両側に結合組織がある状態で採取した。なぜならばフラップ断端と移植片に段差ができず、かつ血流を確保するためである。

Esthetic Consideration for Implants Therapy
―インプラント周囲組織の予知性を向上させるキーファクターについて―

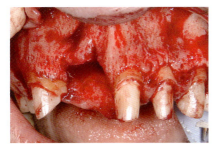
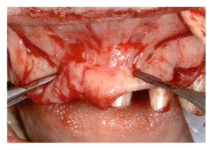
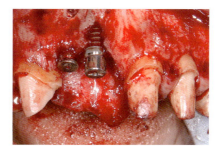

症例1-e①　3|3遠心部に縦切開を設定したフラップデザインを形成。3|の辺縁骨はエクストルージョンによって約3mm垂直的に骨が作られた。

症例1-e②　減張切開を加え、フラップの可動域を確認した。

症例1-e③　埋入深度は予定している歯冠形態ゼニスの3mm直下とし、1|には3mm、2|には1mmのジンジバルフォーマーを装着し、両隣接歯間骨との連続性を維持した。

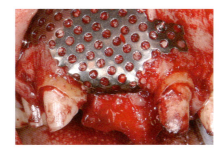
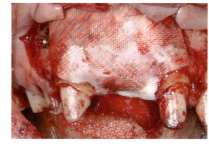

症例1-e④｜症例1-e⑤

症例1-e④　メッシュを移植部に適合するよう形態を整えて、外側からメッシュの口蓋側と唇側部分をチタンスクリューで固定。

症例1-e⑤　クロスリンクタイプメンブレンを設置。

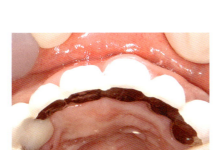
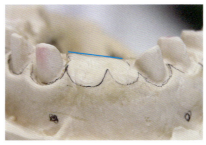
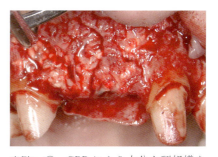

症例1-f①　一次手術から6ヵ月後、減張切開により角化歯肉は口蓋側に移動しており水平的なボリュームが不足している。

症例1-f②　水平切開を将来くる歯間乳頭部での創傷治癒を避けるためより口蓋側（青いライン）に設定した。

症例1-f③　GBRにより十分な硬組織を獲得できた。

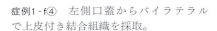
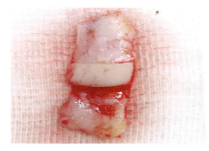
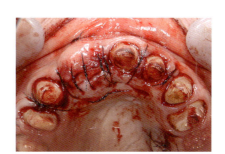

症例1-f④｜症例1-f⑤

症例1-f④　左側口蓋からバイラテラルで上皮付き結合組織を採取。

症例1-f⑤　GBRの前に行ったCTGの効果もあり、十分なボリュームを獲得できた。

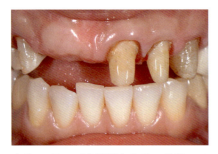
症例1-g① 二次手術から3ヵ月後。ここからポンティックを利用して軟組織のスカルプティングを行う。

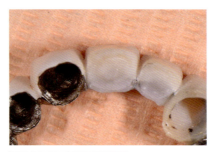
症例1-g② | 症例1-g③

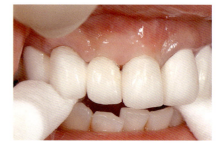
症例1-g②、③ ポンティック基底部にコンポジットレジンを充填し、オベイト状の形態に改変する。ロールワッテを咬ませて貧血帯の消失を確認。1週間から2週間に一度に軟組織のスカルプティングを行う。

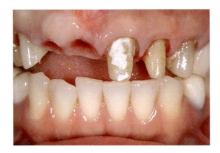
症例1-g④ オベイトポンティックにより構築されたジンジバルマージンと乳頭に注目。ここから三次手術を行いインプラント体からの粘膜貫通部を形成していく。

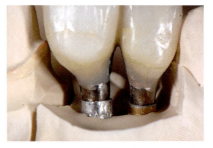
症例1-h① 三次手術でブリッジの2|、1|のポンティック部分を切断し、テンポラリーアバットメントに即重重合レジンにて連結固定し、プロビジョナルを製作した。アバットメントをプラットフォームスイッチングにカスタム。

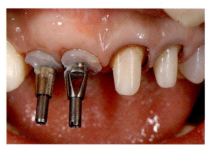
症例1-h② プロビジョナル装着から6ヵ月の経過観察を経て、プロビジョナルにより形成されたサブジンジバルカントゥアの印象を採得し、カスタムインプレッションコーピングを製作。

Soft tissue remodeling technique

粘膜貫通部を構築する以前にポンティック基底部にコンポジットレジンを充填し、粘膜下にあるインプラントに向かってオベイト状の形態に改変しくことにより、軟組織のリモデリングを行いジンジバルマージンと歯間乳頭を構築する（症例1-g）。

Third surgery and provisional restoration

三次手術でプロビジョナルレストレーションの2|、1|のポンティック部分を切断し、テンポラリーアバットメントに即重で連結固定し、プロビジョナルレストレーションを製作。6ヵ月経過観察を行った後、ファイナルレストレーションに移行した（症例1-h）。

まとめ

本稿において、前歯部審美領域におけるインプラント治療の予知性を向上させるキーファクターを症例を通じて供覧していただいた。近年、抜歯後の顎堤保存のためにソケットプリザベーションやミニマルインターベンションの手法などさまざまな手法が提唱されているが、残存歯を含めた硬・軟組織の連続性が必須条件である審美的結果を獲得するうえでは、これらの手法だけを用いることには疑問を感じる。包括的な診査診断から患者に対して予測しうる治療結果を、インフォームドコンセントの説明規定に基づきコンサルテーションすべきであると考えている。

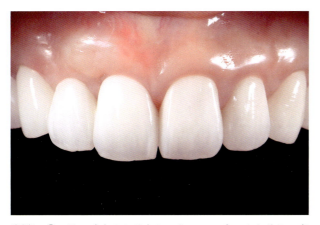

症例1-i① ファイナルレストレーション、オールセラミッククラウン装着。

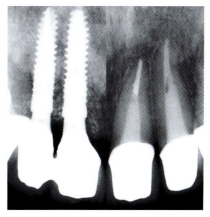

症例1-i② チタン製アバットメントにジルコニアを接着、プラットフォームより高い位置に骨が維持されている。

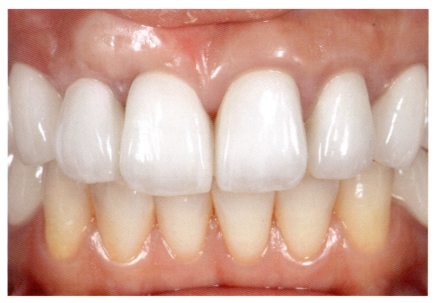

症例1-j 術後1年経過時の口腔内写真。

参考文献

1. Wöhrle PS. Single-tooth replacement in the aesthetic zone with immediate provisionalization: fourteen consecutive case reports. Pract Periodontics Aesthet Dent 1998;10(9):1107-1114.
2. Rompen E, Touati B, Van Dooren E. Factors influencing marginal tissue remodeling around implants. Pract Proced Aesthet Dent 2003;15(10):754-757, 759, 761.
3. Grunder U, Gracis S, Capelli M. Influence of the 3-D bone-to-implant relationship on esthetics. Int J Periodontics Restorative Dent 2005;25(2):113-119.
4. Funato A, Ishikawa T, Kitajima H, Yamada M, Moroi H. A novel combined surgical approach to vertical alveolar ridge augmentation with titanium mesh, resorbable membrane, and rhPDGF-BB: a retrospective consecutive case series. Int J Periodontics Restorative Dent 2013;33(4):437-445.
5. Veis A, Parissis N, Tsirlis A, Papadeli C, Marinis G, Zogakis A. Evaluation of peri-implant marginal bone loss using modified abutment connections at various crestal level placements. Int J Periodontics Restorative Dent 2010;30(6):609-617.
6. Canullo L, Iannello G, Götz W. The influence of individual bone patterns on peri-implant bone loss: preliminary report from a 3-year randomized clinical and histologic trial in patients treated with implants restored with matching-diameter abutments or the platform-switching concept. Int J Oral Maxillofac Implants 2011;26(3):618-630.

前歯部多数歯審美インプラントのための三次元的ティッシュマネージメントと補綴処置

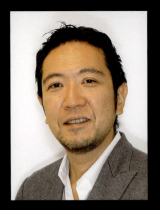

鈴木健造
（健造デンタルクリニック）

●略歴
1996年　神奈川歯科大学 卒業
2003年　東京都千代田区・健造デンタルクリニック開業
2011年　東京都目黒区・健造デンタルクリニック移転
OJ（Osseointegration Study Club of Japan）理事
5-D Japan ファンダメンタルコースインストラクター
BIOMET 3i Mentor
日本歯科先端技術研究所 フェロー
日本口腔インプラント学会 会員
AO（Academy of Osseointegration）会員
AAP（America Academy of Periodontology）会員
光機能化バイオマテリアル研究会 会員

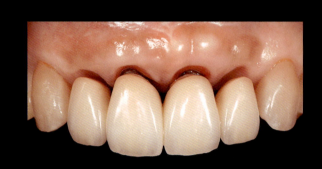

はじめに

多くの硬・軟組織を喪失している前歯部多数歯欠損症例にインプラント治療を応用し審美的結果を導くためには、適切な診査診断から綿密な治療計画の立案と、それに沿った治療を精密に実行しなければならない。なかでも最重要な治療プロセスとしては、以下の2つが鍵となると考える。
①埋入ポジションを含めた三次元的ティッシュマネージメント
②インプラント周囲組織への侵襲に配慮した補綴操作

その理由は、インプラントと天然歯では、Biological Width[1〜3]が異なることにつきる。

天然歯周囲組織は結合組織付着と歯根膜の豊富な脈管構造を有するが、インプラント周囲粘膜の血管網はおもにインプラントサイトの骨膜から由来されること[4,5]、すなわちインプラント周囲組織は血管網や血液供給量が乏しいことを理解しておく必要がある。つまり仮に理想的な場所にインプラントが埋入できたとして、生体が失われている天然歯様の乳頭様組織を補綴物周囲に作ってくれるかと言えば、答えは「NO」である。天然歯歯間乳頭の高さが隣接面骨頂からコンタクトポイント直下まで5mm[6]ほどなのに対して、インプラント－インプラント間は3.4mm[7]という平均値が存在する。すなわち多数歯欠損においては、単にインプラントを埋入するだけでは天然歯と同形態の乳頭様組織を回復することはほとんど望めないと言える。

多数歯欠損症例の審美的結果のための2つの鍵

多数歯欠損が単独歯欠損と決定的に違うのは、インプ

上顎4前歯欠損症例（図1〜29）

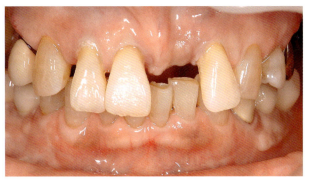
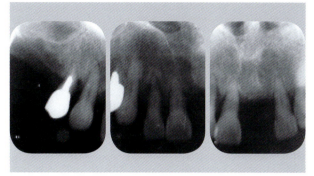

図1 | 図2
　　 | 図3

図1〜3　患者は63歳女性。前歯の動揺を主訴に2009年に初診来院。大臼歯部欠損によるバーティカルストップの欠如に起因すると考えられる歯周疾患が上顎のみ顕著に認められる。

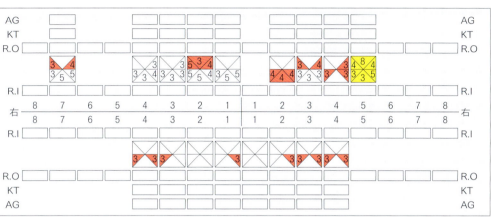

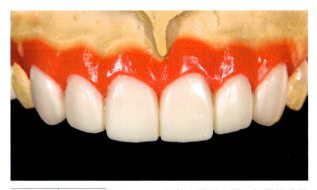
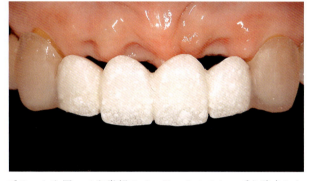

図4 | 図5

図4、5　顎位の診断の後に初期治療後、インプラントを用いて臼歯部のバーティカルストップを確立したうえで、前歯部の診断用ワックスアップ、診断用バリウムステントを製作した。

ラントの隣接面には骨や軟組織の付着機構と豊富な血管網を有する歯根膜を持つ天然歯が1本しか存在しないということである。このような状況下では先述のとおり、埋入ポジションを含めた硬軟組織の三次元的ティッシュマネージメントと、その後の補綴操作においては、組織侵襲に配慮した慎重な処置をするべきである。

以下では、上顎4前歯部欠損症例を供覧しながら、多数歯欠損症例において審美的結果を得るための要点を考察していく。

症例供覧：上顎4前歯欠損症例

患者は63歳女性、前歯の動揺を主訴に2009年に初診来院（図1〜5）。両側中切歯を含む3歯以上の連続した多数歯欠損症例において、どのサイズのインプラントをどの位置に配置するかの選択肢はさまざま考えられるが[8]、明確な基準はない。解剖学的歯冠幅径の限られたスペースの中で審美的かつ機能的な観点を考慮するならば、その配置は優位であるかもしれない。

正会員発表

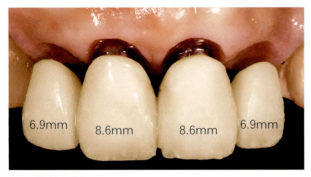
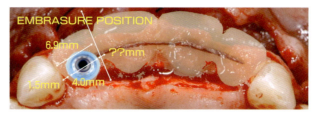
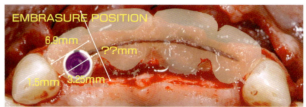

図6	図7
	図8

図6〜8　解剖学的な歯冠近遠心幅径を維持し、乳頭様組織が天然歯と同等に立ち上がる適切なエンブレジャースペースを設けるならば、側切歯への埋入を選択すると、難易度が高くなってしまう。

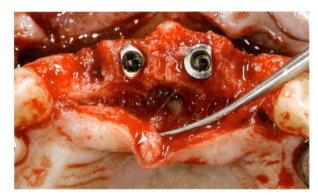
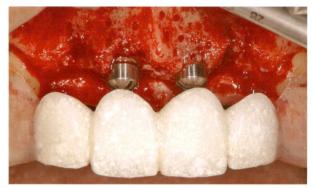
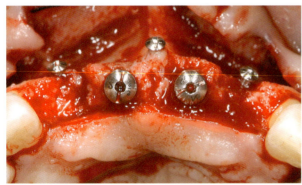
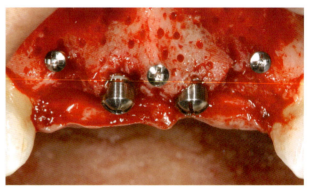

図9	図10
図11	図12

図9〜12　本症例は両中切歯間にインプラントを埋入した。インプラント周囲には三次元的に相当量の硬組織が必要なことが理解できる。三次元的なスペースメイクのために高径3mmのTHA(temporary healing abutment)を装着し、唇側にもテンティングスクリューを設置してGBRを施術した。

審美的・力学的に優位な埋入ポジションの検討

　上顎側切歯の解剖学的な歯冠部近遠心幅径は平均で6.9mmとされ歯頚部近遠心幅径は平均5.2mm、また中切歯は歯冠部で、平均で8.6mmとされ歯頚部で平均6.4mmとさている（図6）。仮に側切歯に4mm径のインプラントを埋入する場合、近遠心に残る幅は約2.9mmとなる。さらに、隣在歯との距離1.5mm以上を保てば、残りの幅は約1.4mmとなる。解剖学的で審美的な側切歯形態と乳頭様組織の回復を期待するならば、おのずとより小径なインプラントの選択を考慮すべきであろう（図7、8）。ただし、それでもインプラント体に連結される補綴物によって側切歯の形態を再現することは容易ではないと考える。

　アンテリアガイダンスをおもに力学的観点で考えれば、最外側に位置する中切歯にインプラントを埋入することが望ましいかもしれない。もし4前歯欠損の両側側切歯

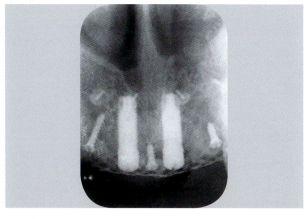
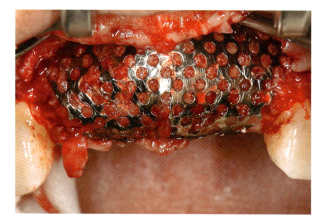
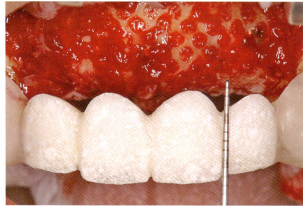
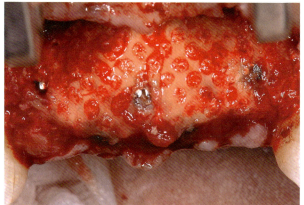

図13	図14
図15	図16

図13〜16　約9ヵ月後の二次手術時に硬組織の十分な増大量とその質、またオッセオインテグレーションを確認した。

にインプラントを配置したならば、リテイニングスクリューの弛みや、辺縁骨吸収、そしてインプラント体の破損が生じやすいことも示唆されている[9]。

　上部構造製作の自由度や解剖学的なエンブレジャースペース、インプラント‐インプラント間の距離3mm以上を確保しやすい場所もまた、中切歯間と言えるであろう。

インプラント周囲組織への低侵襲な補綴の考え方

　多数歯欠損の審美的な結果を、ピンクマテリアルを使用せずに天然歯様のクラウンブリッジのみで回復するならば、多くのケースで難易度の高い硬・軟組織の増大をする必要がある。隣接するインプラント間に乳頭様組織を天然歯同様に回復するための垂直的骨増大量の目安としては、インプラント埋入ポジションが適切である前提のもとに、そのインプラント・プラットフォームからおよそ2〜3mm、隣接する健全な天然歯牙の隣接面骨頂間を結んだ線[10,11]までを目指してGBRを施術した（図9〜16）。

　二次手術は、GBRによって増大された硬組織の量や質、オッセオインテグレーションの確認の場であるが、同時に軟組織マネージメントの場でもある。本症例では将来の乳頭組織が回復できるだけの硬組織が一度のGBRで達成された。大掛かりなGBRを必要とするほとんどの多数歯欠損症例では術中のフラップマネージメントの結果、MGJ（muco gingival junction）の位置が歯冠側に移動する。場合によっては隣在歯の角化歯肉も失われることがあり、この場においてその位置をrepositionするか、角化歯肉移植が必要となる場合が多い（図17〜20）。

　二次手術から約4ヵ月後、補綴処置へ移行した（図21〜27）。垂直的にも増大された硬組織がアバットメント装着時からX線上では変わらずにプラットフォームより歯冠側に存在している（図28、29）。

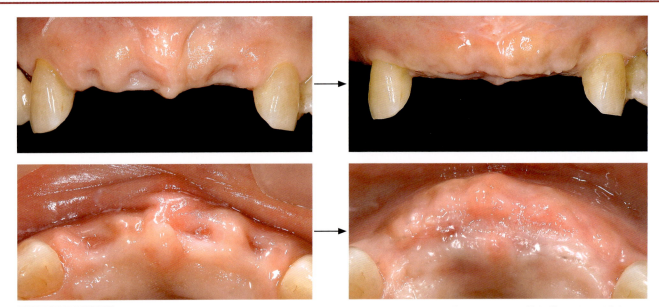

図17	図18
図19	図20

図17～20　その後インターポジショナルCTGによりMGJの位置の復元とともに、軟組織の厚みを増大した。術前から補綴前までの組織増大量の違いが理解できる。

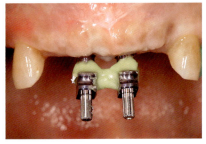 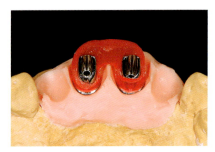 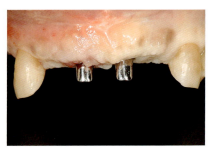

図21	図22	図23

図21～23　コンベンショナルな手法により最終アバットメントとそのコピー、プロビジョナルブリッジ製作のための印象採得をした。ジグを使い最終アバットメントのインプラント体へ装着する。

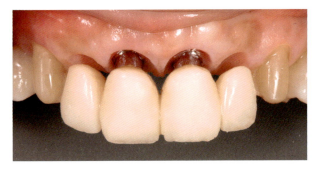

図24　軟組織スカルプティング終了時。インプラント‐インプラント間、インプラント‐ポンティック間、天然歯‐ポンティック間の乳頭様組織は良好な形態を呈している。

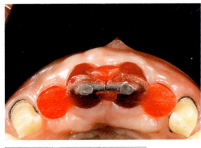 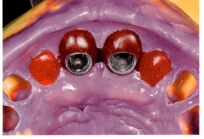 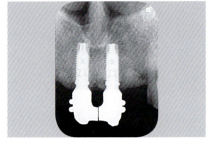

図25	図26	図27

図25～27　カスタムメイドのメタルトランスファーコーピングをアバットメントに装着し、シリコーンマテリアルを用いピックアップ印象を採得する。その後ラボサイドでは事前に製作しておいたアバットメントコピーをメタルコーピング内に装着し、アバットメントの位置をトランスファーし、通常のクラウンブリッジ製作法に従い上部構造を製作する。

顎堤再建をともなう審美領域のインプラント修復におけるティッシュマネージメント

前歯多数歯欠損症例（図1～29）

患者年齢および性別：55歳、女性
主訴：前歯の動揺（他の患者の紹介で来院）
全身的既往歴：特記事項なし。

歯科的既往歴：継続した通院治療経験なし。何かトラブルがあった時にだけ歯科医院を受診していた。歯科治療に対する恐怖心も強い。

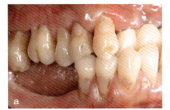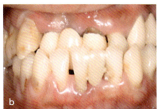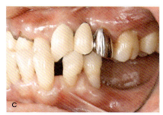

図1-a～c　初診時口腔内所見。前歯部は反対咬合。臼歯部のバーティカルストップは欠如し、ほぼ全歯が動揺（上顎前歯は脱落寸前）していた。歯肉が薄く、広範に退縮が認められた。

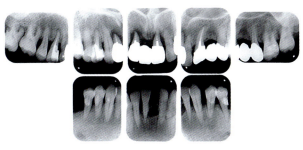

図2　同デンタルX線写真。全顎的な骨吸収と歯根膜腔の拡大、歯槽硬線の消失を認める。上顎前歯部を除き4～6mm。バイオタイプが薄いため歯肉退縮も大きく、全顎的にアタッチメントロスも大きい。

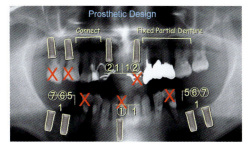

図3　治療計画。大臼歯部および前歯部のインプラント修復により、咬合支持の獲得と分断された歯列の連続性の回復を図ることとした。

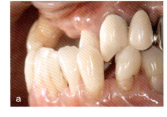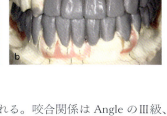

図4-a、b　上顎は唇側へ歯槽堤増大（硬・軟組織）、下顎は矯正治療で 4￢￩4 を後方移動させ、前歯部対咬関係の改善を図ることとした。

防ぐためには十分な角化歯肉と、厚い軟組織の存在が重要である[7～9]。しかしながらGBRを行うとどうしても歯肉歯槽粘膜境（MGJ）の歯冠側移動が生じ、角化歯肉の減少が起こる。造成量が大きいほどそれは大きくなる。

以上をまとめると、前歯部のインプラントを長期的に安定させるためには、唇側に十分なインプラント周囲組織を構築することが重要となる。

症例供覧

患者は55歳、女性。上顎前歯部は反対咬合で主訴であるブリッジの動揺が著しく、脱落寸前であった。左右下顎大臼歯部は欠損しており、咬合支持は犬歯および小臼歯部のみで、咬合するとその部位も動揺していた。下顎の義歯は違和感が強く使用していなかった。バイオタイプはthin scallop、歯肉は非常に薄く付着歯肉も乏しく広範に歯肉退縮が認められる。咬合関係はAngleのⅢ級、前歯部反対咬合で、なおかつ下顎臼歯部欠損によるバーティカルストップの欠落による過剰な咬合負荷と、加えて慢性歯周炎により、残存歯、特に前歯部の骨吸収が上下顎とも進行したと推測される（図1、2）。

治療計画

上下顎の対咬関係は骨格性のⅢ級であり、前歯の抜歯により唇側骨が吸収し、さらに上顎顎堤が後退した。このままⅢ級の対咬関係でインプラントにより修復した場合、天然歯がたどった経過を鑑みると予後に不安があること、また審美的な改善、特に患者の強い希望もあり、前歯部の対咬関係の改善を検討した。

このようなⅢ級のケースにおける前歯部を含めた咬合の再構築には大掛かりな外科的矯正が適応と考えられる

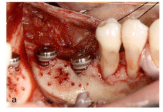 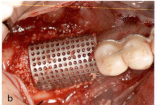 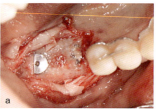 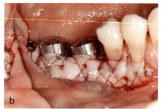

図5-a、b　矯正後の天然歯の後方移動を考慮したポジションにインプラントを埋入した。同時にチタンメッシュを使用し、自家骨と骨補填材料でGBRを行った。

図6-a、b　二次手術時のメッシュ除去。硬組織の新生が得られた（a）。角化歯肉獲得のため、頬側は遊離歯肉移植し、舌側は歯槽頂部の角化歯肉を根尖側移動させた。

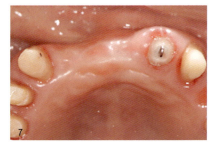 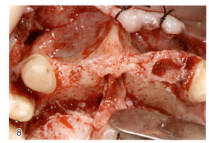

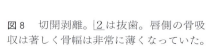

図7　GBR直前の顎堤。

図8　切開剥離。|2は抜歯。唇側の骨吸収は著しく骨幅は非常に薄くなっていた。

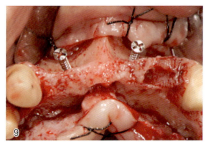 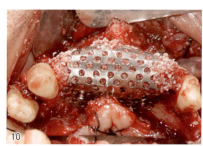

図9　テンティングスクリューを植立。

図10　チタンメッシュを再建したい顎堤の形態に成型。rhPDGFに浸漬しておいたABBMと自家骨を混合し顎堤に盛り、スクリューで固定。

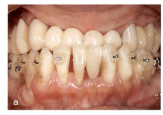 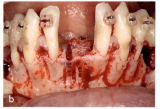 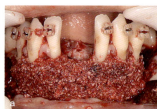 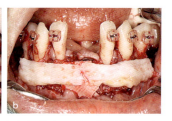

図11-a、b　PAOOを併用し、下顎矯正治療で4|4の後方移動を開始した（a）。1|と5|5は抜歯。骨表面に侵襲を加えた（b）。

図12-a、b　骨補填材料を置き、さらに歯肉の厚みを獲得するため口蓋から採取した結合組織移植も行った。

が、患者が希望しなかったため、上顎の唇側への顎堤の増大と矯正治療による下顎前歯の後方移動による対咬関係の改善を図ることとした（図3、4）。

硬組織の再建

まず下顎左右臼歯部は咬合支持の獲得のためGBRと同時にインプラントの埋入を行った。これは後に矯正治療のアンカーに利用する（図5、6）。

上顎前歯GBRとインプラントは、①|2の矯正的挺出→②上顎前歯部GBRと|2抜歯、その後4|+4を矯正にて後方移動→③2|2インプラント埋入、のステップで行った。

まず、抜歯予定の|2はGBR前にextrusionしておいた。抜歯後、骨頂部付近の薄い骨は吸収してなくなり[10]、歯槽堤の垂直的な高さが減少する。Extrusionすることで、その抜歯後の骨吸収の補償と創の閉鎖を有利にする軟組織の増大が図れる[11]。

次いで、上顎前歯部のGBRを行った（図7～10）。歯槽堤増大を図るために骨組織を再生させるには、細胞が増殖・分化するための適当な足場、そして細胞増殖因子を組み合わせた再生の場の構築が重要である。現存するバリアメンブレンは多種あるが、その中でチタンメッ

図13-a〜c 矯正治療が進み、インプラント埋入を計画(a)。上下顎の位置関係、特に上顎顎堤と下顎前歯との位置関係を評価するため、再度診断用ワックスアップ(b)。そこからサージカルステントを起こし、口腔内で口唇との関係やリップサポートを確認した(c)。

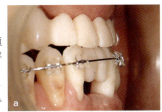
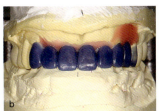
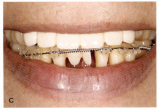

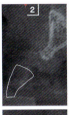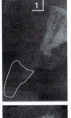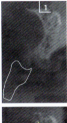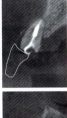
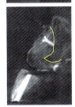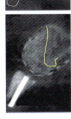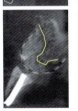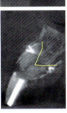

図14 上段はGBR前のCT所見。下段がGBR後のステントを装着して撮影したCT所見。黄色線がGBR前の既存骨。適切な位置にインプラントを埋入するための十分な硬組織の造成が認められる。

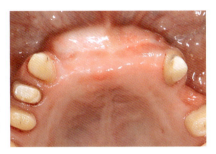

図15 GBR後12ヵ月。2│2部のインプラントを埋入する直前の顎堤の状態。

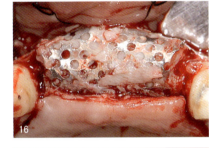
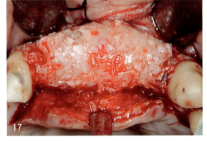

図16、17 切開して、チタンメッシュを剝離。水平・垂直的に十分な骨造成が達成できた。

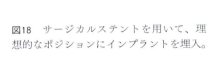
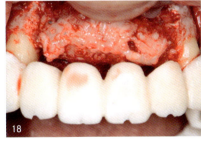
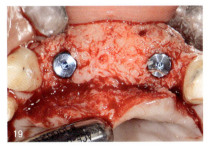

図18 サージカルステントを用いて、理想的なポジションにインプラントを埋入。

図19 インプラントの唇側にも十分な硬組織が存在している。

シュは移植骨の安定性やスペースメイキングに適しており[12]、前歯部の三次元的な形態付与に適している。チタンメッシュの使用は約30年前からと比較的古く、多くの良好な結果が報告されている[13〜15]。血小板由来成長因子PDGFは主として、間葉系細胞の遊走・増殖刺激活性を有する成長因子であるが、PDGFをGBRに応用した報告も存在する[16, 17]。

下顎臼歯部へのプロビジョナルレストレーション装着後、矯正専門医に依頼し4┼4の後方移動を開始した。

骨も歯肉も薄いため、バイオタイプの改善(歯槽骨および軟組織の厚みの増大)を主目的とし、矯正治療期間の短縮のためPAOO(スピード外科矯正)を併用した。矯正期間中、漸次咬合挙上、上顎前歯部のプロビジョナルレストレーションの形態修正を行った(図11、12)。

矯正治療により前歯部の被蓋関係の見通しがついたところで(図13〜15)前歯部にインプラントを埋入した(GBR後12ヵ月)。十分な硬組織の新生が認められ、適切なポジションにインプラントを埋入できた(図16〜19)。

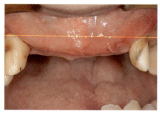 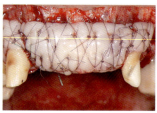 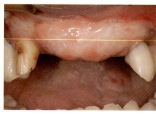 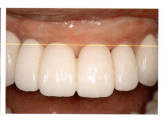

図20　インプラント埋入後3ヵ月。硬組織の再建により、唇側の角化組織が完全になくなった。MGJは歯槽頂を越えて口蓋側へ。

図21　口蓋から遊離歯肉を採取し唇側に移植した。

図22　FGG後4ヵ月／埋入後6ヵ月。十分な角化歯肉が獲得でき、パンチアウトを行った。

図23　プロビジョナルレストレーションで軟組織の調整を行った。

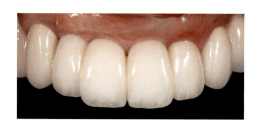

図24　最終補綴物装着時。

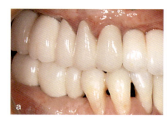 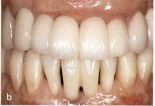 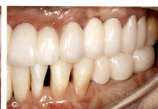

図25-a〜c　臼歯の咬合支持も得られ、天然歯の動揺もコントロールできている。全顎的に遊離歯肉移植や結合組織移植を行い、軟組織のバイオタイプの改善も行ったので、歯肉退縮が起きにくいと考える。長期的に歯周組織の安定が期待できる。

軟組織のマネージメント

　インプラント周囲の硬組織の環境が整い、続いて軟組織の環境の改善を行う。インプラント周囲に角化歯肉を獲得する、または軟組織の厚みを増大する方法としてよく用いられる術式には、遊離歯肉移植（FGG）、歯肉弁根尖側移動術（APF）、結合組織移植（CTG）が挙げられる。本症例でも頬側の角化歯肉は完全になくなったため、遊離歯肉移植によりその再建を行った（図20〜22）。プロビジョナルレストレーションにより、十分な時間をかけ下顎位の補正と軟組織の調整を行い（図23）、最終補綴に移行した（図24、25）。

　今回、上顎前歯部の頬側への骨造成と下顎の矯正による歯の後方移動で、外科的矯正をせずに前歯部の対咬関係が改善した（図26）。上部構造も清掃が容易な形態に仕上がり、プラークコントロールも良好である。前歯部インプラント周囲組織、特に唇側に厚い硬組織と十分な幅の角化歯肉、十分な厚みの軟組織も構築でき、長期的な維持・安定が期待できる（図27）。患者も、審美的および機能的な治療結果に大変満足されている（図28、29）。

まとめ

　審美領域の多数歯欠損のインプラント治療において、以下にまとめる。

1）インプラント周囲組織の長期的な安定を図るために、特に審美領域では2mm以上の硬組織の厚みと、十分な角化組織が必要である。

2）顎堤の吸収状態や顎間関係を考慮し、最終補綴物を設計する。治療ゴールを具現化し、望ましいインプラントポジションを決定する。

3）顎堤の吸収した前歯部多数歯欠損症例には十分な骨造成と、望ましい顎堤形態を得るためにチタンメッシュは有効であり、成長因子も有用である。

4）硬組織の増大術にともない、角化歯肉が大きく失われる場合は少なくない。角化歯肉再建のための適切な方法を考慮し、選択する。

顎堤再建をともなう審美領域のインプラント修復におけるティッシュマネージメント

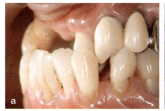
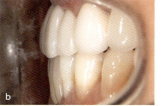

図26-a、b　術前と術後。前歯部の対咬関係の改善が得られた。

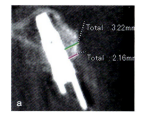
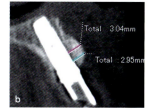

図27-a、b　CTにより頬側に2mm以上の骨様硬組織の存在が確認できる。インプラント周囲の骨組織の長期安定が期待できる。

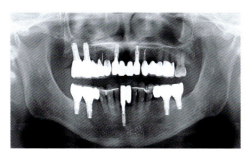

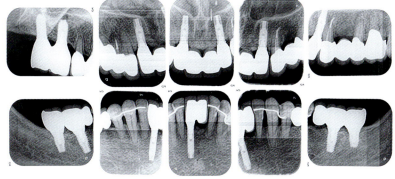

図28　最終補綴物装着時のパノラマX線写真。咬合平面も整い、生理的な骨の形態も得られた。

図29　術後のデンタルX線写真。正常な歯根膜像、歯槽硬線が確認できる。プロービングでも全顎的に浅い歯肉溝となった。

参考文献

1. Januário AL, Duarte WR, Barriviera M, Mesti JC, Araújo MG, Lindhe J. Demention of the facial bone wall in the anterior maxilla : a cone-beam computed tomography study. Clin Oral Implants Res 2011；22(10)：1168-1171.
2. Braut V, Bornstein MM, Belser U, Buser D. Thickness of the anterior maxillary facial bone wall-a retrospective radiographic study using cone beam computed tomography. Int J Periodontics Restorative Dent 2011；31(2)：125-131.
3. Berglundh T, Lindhe J, Jonsson K, Ericsson I. The topography of the vascular systems in the periodontal and peri-implant tissues in the dog. J Clin Periodontol 1994；21(3)：189-193.
4. Miyamoto Y, Obama T. Dental cone beam computed tomography analyses of postoperative labial bone thickness in maxillary anterior implants: comparing immediate and delayed implant placement. Int J Periodontics Restorative Dent 2011；31(3)：215-225.
5. Buser D, Chappuis V, Kuchler U, Bornstein MM, Wittneben JG, Buser R, Cavusoglu Y, Belser UC. Long-term stability of early implant placement with contour augmentation. J Dent Res 2013；92(12 Suppl)：176S-182S.
6. Chen ST, Buser D. Esthetic outcomes following immediate and early implant placement in the anterior maxilla--a systematic review. Int J Oral Maxillofac Implants 2014；29 Suppl：186-215.
7. Warrer K, Buser D, Lang NP, Karring T. Plaque-induced peri-implantitis in the presence or absence of keratinized mucosa. An experimental study in monkeys. Clin Oral Implants Res 1995；6(3)：131-138.
8. Boynueğri D, Nemli SK, Kasko YA. Significance of keratinized mucosa around dental implants: a prospective comparative study. Clin Oral Implants Res 2012；24(8)：928-933.
9. Lin GH, Chan HL, Wang HL. The significance of keratinized mucosa on implant health: a systematic review. J Periodontol 2013；84(12)：1755-1767.
10. Araújo MG, Lindhe J. Dementional ridge alterations following tooth extraction. An experimental study in the dog. J Clin Periodontol 2005；32(2)：212-218.
11. Salama H, Salama A. The role of orthodontic extrusion remodeling in the enhancement of soft and hard tissue profile prior to implant placement: a systematic approach to the management of extraction site defects. Int J Periodont Rest Dent 1993；13(4)：312-333.
12. Rakhmatia YD, Ayukawa Y, Furuhashi A, Koyano K. Current barrier membranes: titanium mesh and other membranes for guided bone regeneration indental applications. J Prosthodont Res 2013；57(1)：3-14.
13. Boyne PJ, Cole MD, Stringer D, Shafqat JP. A technique for osseous restoration of deficient edentulous maxillary ridges. J Oral Maxillofac Surg 1985；43(2)：87-91.
14. Artzi Z, Dayan D, Alpern Y, Nemcovsky CE. Vertical ridge augmentation using xenogenic material supported by a configured titanium mesh: clinicohistopathologic and histochemical study. Int J Oral Maxillofac Implants 2003；18(3)：440-446.
15. Proussaefs P, Lozada J. Use of titanium mesh for staged localized alveolar ridge augmentation: clinical and histologic-histomorphometric evaluation. J Oral Implantol 2006；32(5)：237-247.
16. Simion M, Rocchietta I, Kim D, Nevins M, Fiorellini J. Vertical ridge augmentation by means of deproteinized bovine bone block and recombinant human platelet-derived growth factor-BB: a histologic study in a dog model. Int J Periodontics Restorative Dent 2006；26(5)：415-423.
17. Simion M, Rocchietta I, Dellavia C. Three-dimensional ridge augmentation with xenograft and recombinant human platelet-derived growth factor-BB in humans: report of two cases. Int J Periodontics Restorative Dent 2007；27(2)：109-115.

OJ Award 受賞

プラットフォームスイッチングの科学
―基礎的研究結果の提示から臨床的考察まで―

牧草一人
（牧草歯科医院）

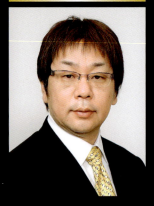

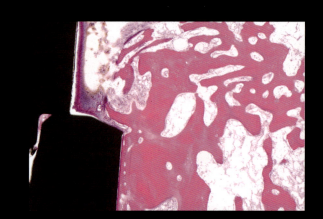

● 略歴
1987年　大阪歯科大学卒業
1990年　牧草歯科医院開業
歯学博士
日本歯周病学会専門医・指導医
JIPI 主宰
OJ 正会員・理事

はじめに

　これまでインプラント周囲組織の安定を目的とする臨床的手法として、プラットフォームスイッチングの有用性が示唆されてきた。しかし、そのメカニズムは未解明な部分も多く、臨床における詳細なプロトコルも確立されていないのが現状である。

　本論文の目的は、顎骨形態、歯周組織、咀嚼システムがヒトと近似するカニクイザルにインプラントを埋入し、通法により作製された骨・血管鋳型標本を用いてインプラント周囲の骨と微細血管の構造を詳細に観察したものを供覧し、そのデータを分析するとともに、インプラントの埋入深度、アバットメント形態およびインプラント-インプラント間距離などについて臨床的な考察を加えることである。

「科学」と「魔術」

　もちろん現代では、「科学」と「魔術」は対立概念としてとらえられているが、近代までは「科学」と「魔術」を分離しては考えられていなかった。その後、「錬金術」が「化学」に、「占星術」が「天文学」へと変化していったように、やがては「科学」というものの概念が整理されてきたのである。また、科学の研究成果をきちんと理解することが非常に難しいために、科学を「信奉」、「崇拝」するような態度が見られる、という指摘は昔からある。"一般的には、科学は一種の神秘的な、または魔術的な効果を持ったものとして受け止められがちである。もしもわれわれがその原理を理解しようとすることを断念して、科学の驚くべき成果と万能性のみを期待しようとするならば、その時、科学はわれわれにとって「魔術」同然なものになるだろう。物事の論理たるべき科学は、もしわれわれがそこ

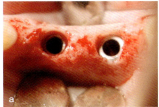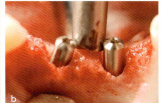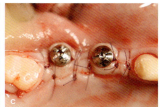

図1-a〜c　動物実験におけるインプラント埋入時の口腔内所見。対照群、実験群ともにインプラント埋入は抜歯後10週経過時に同一術者が骨縁下埋入にて行った。また、手術法は1回法を選択し、埋入と同時にテンポラリーヒーリングアバットメントを装着した。

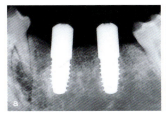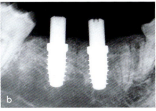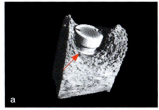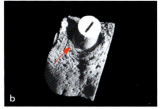

図2-a、b　インプラント埋入直後のデンタルX線所見。対照群(a)、実験群(b)ともにインプラントは骨縁下埋入されているのが確認でき、インプラントは相互に影響が出ないように十分な距離が開いている。

図3-a、b　標本作製時のマイクロCTレンダリング所見。対照群(a)、実験群(b)ともにインプラントを骨縁下埋入した。8週後の標本作製時では対照群は第1スレッドが露出していたのと比較し、実験群では歯槽骨頂部の骨は維持されていた。

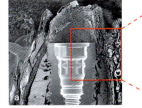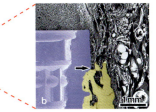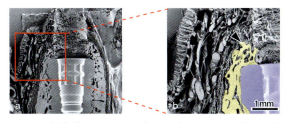

図4-a、b　対照群のSEM所見(インプラント埋入後8週経過時)。弱拡大(a)におけるIAJ付近を拡大して画像を用いて色識別してみると、対照群ではソーサライゼーションにより歯槽骨頂部の骨は吸収し、その位置はIAJよりも下方であった(矢印)。

図5-a、b　実験群のSEM所見(インプラント埋入後8週経過時)。弱拡大(a)におけるIAJ付近を拡大して色識別してみると、実験群ではソーサライゼーションは認められず、骨頂部の位置はIAJよりも上方に位置しているとともに内方(アバットメント方向)に向かって新生骨が形成されていた(矢頭)。

に不当に欲求や意思を入り込ませるならば、魔術的なものに転化あるいは逆戻りするであろう"。「科学」は何かに対して疑問を持ち、仮説を立てて、実験や観測を行い、実証という方法による「知的探求」である[3]。

文献紹介

1）文献1の要旨

Makigusa K, Toda I, Yasuda K, Ehara D, Suwa F. Effects of platform switching on crestal bone around implants: a histomorphometric study in monkeys. Int J Periodontics Restorative Dent 2014；34 Suppl3：s35-41.

　カニクイザルの下顎左右臼歯部を抜歯後、10週経過後に同一術者が1回法にてインプラントを骨縁下埋入した(図1、2)。対照群として通常サイズのアバットメント(4.1mm)を選択し(非プラットフォームスイッチング型)、実験群としてプラットフォームスイッチングしたアバットメント(3mm)を選択した(プラットフォームスイッチング型)。8週経過後に実験動物を安楽死させ、微細血管鋳型標本を製作し、走査型電子顕微鏡(SEM)および光学顕微鏡(LM)の2種類の方法にて頬側-舌側的断面および近心-遠心的断面を観察した(図3〜5)。加えて、インプラント-アバットメント接合部(以下IAJ)における垂直的・水平的な骨の位置を計測した(図6、表1)。本研究から以下の結論を得た。

1. 非プラットフォームスイッチング型インプラントではこれまで報告されてきたように垂直的・水平的な骨吸収が認められた。
2. プラットフォームスイッチング型インプラントでは骨縁下埋入したインプラント周囲の骨の高さが維持

正会員発表

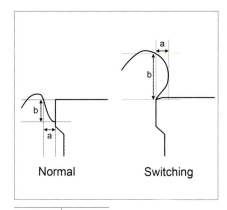

a(width)	隣接面部(μm)	頬側(μm)	舌側(μm)
対照群(NR)	−521.02±281.58	−23.22±35.99	−61.36±106.28
実験群(SW)	348.81±86.04	355.61±274.53	370.24±212.44
差	869.83	378.22	431.6

b(height)	隣接面部(μm)	頬側(μm)	舌側(μm)
対照群(NR)	−1038.62±855.27	−613.68±806.82	−515.78±450.98
実験群(SW)	1181.18±582.92	728.15±271.89	1172.57±650.17
差	2219.8	1341.83	1688.35

図6-a、表1-a、b　IAJと骨との垂直的・水平的位置関係の計測方法と結果。実験によって得られたデータを用いて、対照群・実験群のIAJと骨の位置関係を水平的(a)・垂直的(b)に計測した。

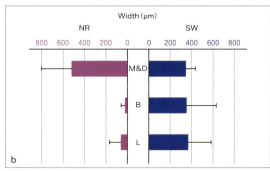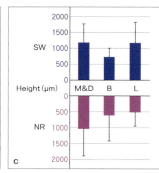

図6-b、c　IAJと骨との垂直的・水平的位置関係の計測方法と結果。インプラントのシーティングサーフェスを基準点「0」として対照群(紫)はすべてマイナス(−)数値、つまり骨吸収を示し、実験群(ブルー)はすべてプラス(＋)数値つまり垂直的(height)には骨の維持を、水平的(width)には骨新生を意味する。

表2　プラットフォームスイッチング型と非プラットフォームスイッチング型インプラントと埋入深度の関係

	骨縁下埋入	骨縁埋入	骨縁上埋入
非プラットフォームスイッチング型	ソーサライゼーション	ソーサライゼーションの減少	1ピース型 Thin バイオタイプ(?)
プラットフォームスイッチング型	ソーサライゼーションの防止 新生骨の形成	ソーサライゼーションの防止	インプラント-アバットメント接合部のギャップ(?)

非プラットフォームスイッチング型のインプラントを用いる場合は埋入深度が浅いほうが良いように思え、プラットフォームスイッチング型のインプラントでは埋入深度が深いほうが良いように思える。この両者の意見はまったく異なるコンセプトであり、プラットフォームスイッチングの有無によってはどちらの考え方も正解となりうる。

されていたのみならず、水平的にも骨の増加が認められた。

2）インプラント埋入深度に関する考察

プラットフォームスイッチングの概念はこれまで賛否両論さまざまに議論されてきたが、ここで重要なことは単にIAJにギャップをつければ良いということではない[4]。これまで、ソーサライゼーションによりインプラント周囲骨は皿状に骨欠損し、その垂直的な位置は第1スレッド付近であることが知られている[5]。その対策としてインプラントを可及的に浅く埋入することでソーサライゼーションによる影響を少なくしようという試みがなされてきた。その考えがさらに進み、骨縁上にIAJを移動させれば1ピースタイプのインプラントにおいてソーサライゼーションが起こらないという考えと合致してくる(表2)。非プラットフォームスイッチング型インプラントを使う場合は、ソーサライゼーションを受け入れて(つまり、いつも「負け試合」を受け入れて)、できるだけ少ない点差で負けたいという考え方に近い。一方、プラットフォームスイッチング型インプラントを使う場合には、その効果を最大限に発揮しソーサライゼーションによる骨吸収を防止するためにインプラントを骨縁下埋入することが推奨される。この考え方は既存骨を維持する(最低でも「試合」には引き分ける)、できるなら新生骨の形成を促し、つまり「試合」に勝つことを目的としたポジティブな考え方である。結論として、プラットフォームスイッチング型インプラントによって歯槽骨頂部の骨を維持させるにはインプラントを骨縁下埋入す

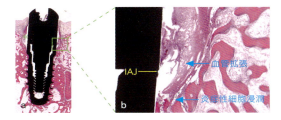
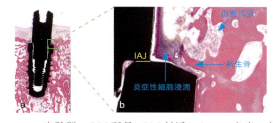

図7-a、b 対照群のLM所見。IAJ付近において広い範囲で炎症の存在をうかがわせるような所見(*)が認められ、さらに強拡大所見では、炎症の存在を裏付ける根拠として炎症性細胞浸潤と毛細血管の拡張像が認められる。

図8-a、b 実験群のLM所見。IAJ付近において炎症の存在をうかがわせるような所見は認められず、強拡大所見ではシーティングサーフェス上のきわめて限定された領域に炎症性細胞浸潤とアバットメント方向に骨の新生像も認められる。

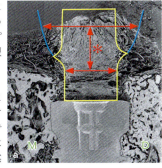
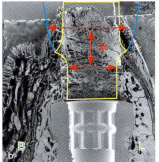
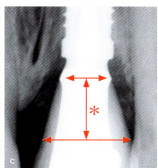

図9-a～c SEM所見を参考にしたアバットメントデザインの基本概念。骨縁下埋入されたプラットフォームスイッチング型インプラントにおいて、ストレート状に立ち上がったアバットメントでは、近遠心的(a)にも、頬舌的(b)にも骨を干渉することはない。また、骨縁部での口径と粘膜貫通部の口径差は両者の距離(*)が長いほど自然な移行形態(c)になる。

ることが必須となる。

3) 文献2の要旨

Makigusa K, Toda I, Ehara D, Yasuda K, Suwa F. Effects of platform switching on the micro-vasculature of the biologic width around implants. Int J Periodontics Restorative Dent 2013 ; 33 (5) : 697 - 698.

実験方法は文献1と同様であるが、文献1の着眼点が骨であったのに対し、ここでは微細血管構造に注目し、アバットメント周囲の血管をSEMとLMにて観察した。本研究から以下の結論を得た。

1. プラットフォームスイッチングにより炎症性細胞浸潤の位置を変化させて骨から遠ざけたことで骨のリモデリングに不利な影響を与えなかった。
2. 対照群におけるアバットメント周囲の軟組織に分布する血管構造は、実験群と比較して明瞭な形態的相違点が認められた。

4) プラットフォームスイッチング効果に関する組織学的考察

文献1ではプラットフォームスイッチングにより歯槽骨頂部の骨の維持が可能であることを示したが、その理由については触れていなかった。本研究結果では、対照群においてIAJ周囲の広い範囲で炎症性所見をうかがわせる未成熟な洞様血管が存在しており、実験群ではIAJの上内方、つまりシーティングサーフェス上のきわめて限局した領域に洞様血管が存在していた。また、この領域はLM所見(図7、8)では炎症性細胞浸潤が認められる領域と合致していた。このように炎症性細胞浸潤の範囲が限局的であることから軟組織の健全性が保たれ、さらに骨からの距離があることで骨の健全性が保たれ、結果として安定したインプラント周囲組織が構築されていることがプラットフォームスイッチング効果の本質であると考えられる。

アバットメントデザインの考察

これまで述べてきたように、プラットフォームスイッチング型インプラントを採用した場合のインプラント埋入深度は骨縁下埋入となる。そうするとアバットメントのデザインにも少し工夫が必要となり、骨縁上まではストレートの立ち上がりにする必要がある。その後のアバットメント形態はシーティングサーフェスから粘膜貫

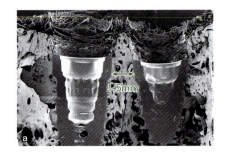
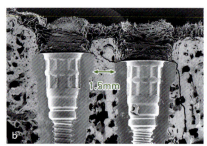

図10-a、b　サルの顎骨に近接する距離で埋入されたインプラント周囲組織のSEM所見。インプラント-インプラント間距離は1.5mm間隔に設定し、2本のインプラントの間に存在する骨の形態を観察した。非プラットフォームスイッチング型インプラント(a)ではソーサライゼーションの影響を受けて骨の形態は三角形を呈していたが、プラットフォームスイッチング型インプラント(b)ではこれまでの研究結果と同様にソーサライゼーションの影響を受けず、新生骨が形成されていたことから骨の形態は台形であった。

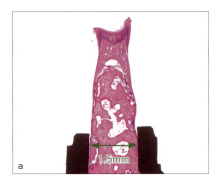
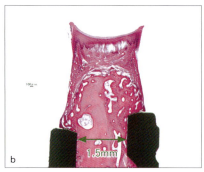

図11-a、b　サルの顎骨に近接する距離で埋入されたインプラント周囲組織のLM所見。非プラットフォームスイッチング型インプラント(a)ではソーサライゼーションの影響を受けてシーディングサーフェス上の骨幅は1.5mmよりも狭まっていたが、プラットフォームスイッチング型インプラント(b)ではソーサライゼーションの影響を受けず、むしろ新生骨が形成されていたことから骨幅は1.5mmよりも広まっていた。

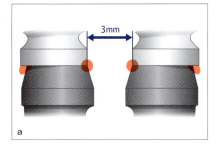
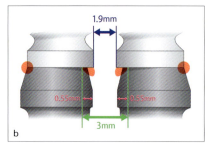

図12-a、b　プラットフォームスイッチングの有無によるインプラント-インプラント間距離の概念図。非プラットフォームスイッチング型インプラント(a)ではインプラント-インプラント間距離が最低3mm必要とされていたが、プラットフォームスイッチング型インプラント(b)では、アバットメント-アバットメント間距離が3mm、またはインプラント-インプラント間距離が2mmという概念が成立する可能性がある。

通部を経て上部構造の形態へと自然な移行が望まれるが、当然ながら埋入位置から粘膜貫通部までの高さがあればあるほど自由度が高いのは言うまでもない（図9）。また、最終的な上部構造の固定方法は、セメント固定とスクリュー固定のどちらにも利点・欠点が存在するが、残留セメントの影響を考慮するとスクリュー固定への回帰論もうなずける。

インプラント-インプラント間距離の考察

インプラント-インプラント間距離の議論は3mmルールの礎ともいうべき絶対的な文献[6]の存在により、最近ではそれ以上の議論がなされることはほとんどなかった。しかし、この考え方はソーサライゼーションを受け入れるという非プラットフォームスイッチング型インプラントがベースになっているので、プラットフォームスイッチング型インプラントがソーサライゼーションを防止できるのであれば、この距離も考え直す必要がある（図10、11）。筆者らが行っているパイロットスタディを元に仮説を立てれば、これまで3mmとされてきたインプラント-インプラント間の距離は約2mm、またはアバットメント-アバットメント間距離が約3mm（スイッチング幅が約0.5mmと仮定して）という表現が定説となるかもしれない（図12）。

プラットフォームスイッチングの科学 ―基礎的研究結果の提示から臨床的考察まで―

⌐1にプラットフォームスイッチング型インプラントを埋入した症例（症例1-a～g）

患者年齢および性別：38歳、女性
現症：⌐1の補綴物脱離を主訴に近医を受診。インプラント治療を希望して当院に紹介された。

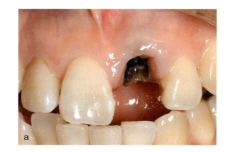
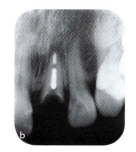

症例1-a、b　⌐1の補綴物脱離を主訴に近医を受診。インプラント治療を希望され、当院に紹介された（a）。歯肉縁下う蝕と根破折を認めたことから抜歯との確定診断したところ（b）、患者は当初のプランどおりにインプラントを希望した。

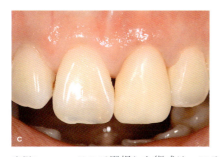
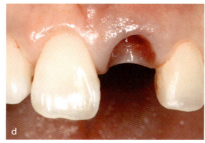
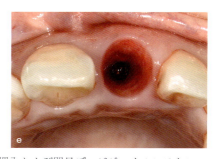

症例1-c～e　ここで選択した術式は、フラップレス法による⌐1抜歯即時インプラント埋入および即日プロビジョナルレストレーション装着であった（c）。埋入当日に装着したテンポラリーヒーリングアバットメントとプロビジョナルクラウンは4ヵ月後にカスタムヒーリングアバットメントとセカンドプロビジョナルクラウンに置き換えた後に最終印象を行った（d、e）。

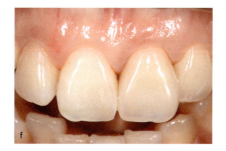
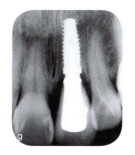

症例1-f、g　⌐1抜歯即時インプラント埋入から4ヵ月後には最終印象を行い、上部構造の製作に取りかかった。唇側骨のスキャロップ形態の維持や隣接面部における骨レベルの維持は、それによって支えられる軟組織の形態を良好なものにする。

プラットフォームスイッチングの臨床

プラットフォームスイッチングの臨床的優位性のひとつに前歯部へのインプラント埋入が挙げられる（症例1-a～g）。もちろん審美的な治療結果は最重要課題ではあるが、それと引き換えに清掃性や永続性に問題点を残してしまっては本末転倒となる。本症例では抜歯即時インプラント埋入、フラップレス法と即日プロビジョナルレストレーション装着を併用した術式を選択したが、それらに加えてプラットフォームスイッチングを採用することにより、術式を複雑化させることなく、良好な臨床結果が得られる。

本論文では、プラットフォームスイッチングはインプラント周囲の歯槽骨頂部の維持と軟組織の健全化に有効であると述べてきた。また、天然歯周囲での生物学的幅径は生体の生物学的バリアとしての役割を担っている。そして、天然歯における歯周炎は生物学的幅径の破壊が起始点となり、その後の骨吸収は歯槽骨頂部から起こることが知られている。歯冠修復天然歯において、マージンに隣接する歯周組織の安定は歯周炎の予防や再発防止に寄与することから、インプラント上部構造とアバット

メントに隣接する周囲組織の安定はインプラント周囲炎の予防に役立つ。一方、インプラント周囲炎も歯周炎と類似したプロセスで発症し、歯槽骨頂部から骨吸収が始まる。特にフルラフサーフェスが主流となった現在のインプラントにおいて、歯槽骨頂部の維持は重要である。つまり、歯周病患者への対応や審美領域での応用など、最新のインプラント治療においてプラットフォームスイッチングはきわめて重要なキーワードであると言える。

まとめ

本稿では、「歯槽骨頂部の維持と粘膜貫通部周囲組織の安定」に良好な影響を及ぼすことが示唆されているプラットフォームスイッチングについて、筆者らがこれまで報告してきた基礎的研究の結果とそこから導き出される臨床的配慮について述べてきた。実際の実験方法は、同一動物、同一術者、同一インプラント（コネクションシステム、サーフェス、ボディデザイン）にアバットメントを装着したが、唯一の相違点はアバットメントの口径（実験群3mm、対照群4.1mm）のみである。このようなわずかな変更であるにもかかわらず、実験結果では生物学的変化として骨や血管の構造が大きく異なっていた。ここでくれぐれも誤解のないように願いたいのは、これらの情報は商品の説明ではなく、個人の技量やインプラントシステムの違いには依存するものでもない。もちろん何か特別な医療機器や副作用が心配される医薬品を使ったわけでもない。われわれが行っている日常臨床では往々にして臨床テクニックや機材・生体材料の話が先行するきらいがあるが、私たちの治療の対象が生きた人間である限り、科学的根拠に基づいた普遍的な生物学的知識が必要不可欠であると考える。

付記

今回の発表内容は、IJPRD 2014；34(suppl)s35-41（文献1）、IJPRD 2013；33(5)697-698（文献2）に掲載されたもの、および2013年 PRD Symposium(2013 June 6‐9、Boston、USA)で発表した内容を抜粋したものである。また、本稿に掲載されているすべての研究はBIOMET3i からの研究助成のもと、大阪歯科大学動物実験委員会の認可を受けた後に、大阪歯科大学中央研究所にて行われたものである（認可番号11-03046、12-05002）。

参考文献

1. Makigusa K, Toda I, Yasuda K, Ehara D, Suwa F. Effects of platform switching on crestal bone around implants: a histomorphometric study in monkeys. Int J Periodontics Restorative Dent 2014；34 Suppl3：s35‐41.
2. Makigusa K, Toda I, Ehara D, Yasuda K, Suwa F. Effects of platform switching on the micro-vasculature of the biologic width around implants. Int J Periodontics Restorative Dent 2013；33(5)：697‐698.
3. 中村雄二郎. 哲学入門 生き方の確実な基礎. 東京：中公新書, 1967.
4. Lazzara RJ, Porter SS. Platform switching: a new concept in implant dentistry for controlling postrestorative crestal bone levels. Int J Periodontics Restorative Dent 2006；26(1)：9‐17.
5. Ericsson I, Persson LG, Berglundh T, Marinello CP, Lindhe J, Klinge B. Different types of inflammatory reactions in peri-implant soft tissues. J Clin Periodontol 1995；22(3)：255‐261.
6. Tarnow DP, Cho SC, Wallace SS. The effect of inter-implant distance on the height of inter-implant bone crest. J Periodontol 2000；71(4)：546‐549.

シンポジウム

デジタルデンティストリーの進化と検証

三好敬三
日髙豊彦
田中譲治
山下恒彦
中島清史
山﨑長郎

今までのインプラント治療とコンピュータガイデッドサージェリーによって変わるこれからのインプラント治療

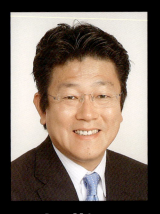

三好敬三
（三好デンタルクリニック）

● 略歴
1986年　昭和大学歯学部卒業
1987年　神奈川県川崎市三好歯科医院開業
1999年　インプラントセンター21開院
2003年　三好デンタルクリニック開業
デンタルコンセプト21会長、OJ 副会長、日本口腔インプラント学会専門医、EAO 会員

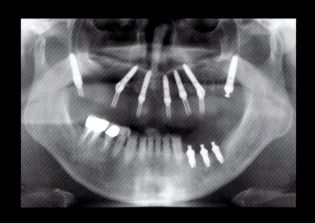

はじめに

　今日では、CT およびコンピュータの発達とともに、精度が高まったコンピュータガイデッドサージェリーによる安全・確実・低侵襲なインプラント治療を目標として、日々の臨床が行われている。その臨床の一部として、コンピュータガイデッドサージェリーを用いた精度の高いインプラント手術、ダブルサージカルテンプレートテクニックやトリプルアンカーピンテクニックを用いたシステマティックな無歯顎治療などの臨床例を報告したい。

インプラントによるトラブルの実状と日々の臨床で起きるアラート

　日本顎顔面インプラント学会認定施設79施設を対象に2009年〜2011年12月の期間で行われた調査によると、インプラント治療における重篤なトラブルは421件であった。

　その中でもっとも多かったトラブルの種類は神経損傷であり、トラブル全体の37.5％に及ぶ。これは、インプラント埋入の際に深度・埋入方向が正しくなかったことで発生したと考えられる。このようなトラブルは技術が進歩した現在のインプラント治療法、具体的には、正しい診査診断の実施と事前のシミュレーションを行い、ガイデッドサージェリーを活用することで回避できるのではないだろうか。

　しかしながら、臨床というものは、すべての場面でパーフェクトに進むものでもない。誰しも少なからず多少のミスは起こしている。本稿では、技術の進歩に対応し、かつミスを起こさないためには何が必要かを伝えたいと思う。

今までのインプラント治療とコンピュータガイデッドサージェリーによって変わるこれからのインプラント治療

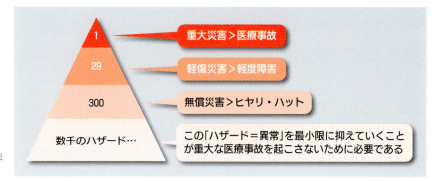

図1 歯科臨床におけるハインリッヒの法則。

表1 筆者の医院におけるインプラント治療の変遷―アナログからデジタルへの変化

1990〜	2003〜	2006〜	2011〜	2013〜	2014〜
・下顎管までの距離の測定 ・インプラント埋入深度の決定 ・2Dの診断	・2Dから3Dの診断へ ・診断からガイデッドサージェリーへ ・精度は半信半疑	・骨上のガイドから歯肉上のガイドへ ・歯科用CTの普及 ・PCの発達	・90%をガイデッドサージェリーにて行う ・必要最小限の剥離での手術の実施	・ガイデッドサージェリーの適応がほぼ100%に	・さらに侵襲性の少ないMinimal intervention conceptの治療へ

重大な事故を起こさないために必要なこと

「ヒヤリ・ハット」という言葉を聞いたことがあるかと思う。前述したように誰もが全ケース、全工程をパーフェクトに進めることは難しい。ちょっとしたミスの積み重ねが大きなミスを生む「ハインリッヒの法則」を、歯科臨床に当てはめて考えてみたい。

この法則は、1つの重大事故の背後には29の軽微な事故があり、その背景には300の異常が存在するというものである。いかに多くの異常を減らすかが重大な事故を起こさないために必要なことである(図1)。

アナログからデジタルへの進化

筆者の医院では、1990年当時はX線による2Dの診断が主であった。この時点では鉄球を使い、インプラント埋入深度の決定を行っていたが、2003年からSimPlant®による3D診断へと移行していき、歯肉を剥離した骨上でのガイデッドサージェリーも半信半疑ながら行うようになった。そして、もっとも大きな変化を遂げた年は2006年である。歯科用CTの導入にともなう全オペケースのCT撮影、歯肉上でガイデッドサージェリーが行える NobelGuide® の導入によって多数のケースをガイデッドサージェリーで行うようになり、2011年以降は全体の90%以上の症例をガイデッドサージェリーにて行っている(表1)。デジタル技術の発展によって、インプラント治療のために必要な「モノ」は進歩を遂げてきた。課題はここからである。安全・確実・低侵襲なインプラント治療を行うために、この最新のシステムをどのように活用すれば良いかを現在実証している。

ガイデッドサージェリー

ガイデッドサージェリーの活用において、独自に技術応用したテクニックがある。症例1は上顎をAll-on-4で治療したものであるが、特徴としては、抜歯後即時埋入・即時荷重にダブルアンカーピンテクニックを使用した。

この方法とは、サージカルテンプレートとラジオグラフィックガイドをアレンジして製作したプロビジョナルのアンカーピンを共用することで、フラップレスで手術を行った口腔内にあらかじめ製作しておいたプロビジョナルを正確に簡単に装着するテクニックである。詳細は過去の『クインテッセンス・デンタル・インプラントロジー』誌上で紹介しているので、ぜひ参照してもらいたい[1,2]。以下、一部抜粋にて紹介していきたいと思う。

症例1：上顎にガイデッドサージェリーを行った症例

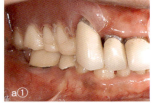
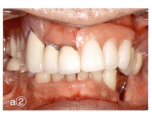
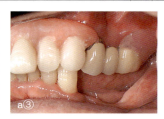
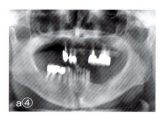
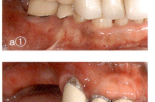

症例1-a①〜⑦　初診時の状態。a①〜③：義歯装着時、a④：パノラマX線写真、a⑤〜⑦：義歯未装着時。上顎全歯において保存不可な状態がうかがえる。

ラジオグラフィックガイド

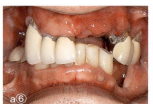

ファーストサージカルテンプレート

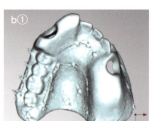
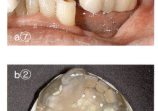
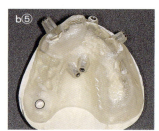

セカンドサージカルテンプレート

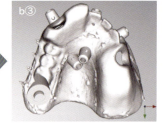
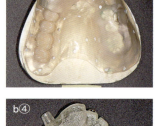

症例1-b①〜⑦　ダブルサージカルテンプレートテクニック。b①、②：抜歯前のラジオグラフィックガイド。b③〜⑤：アンカーピン装着のためのサージカルテンプレート。b⑥、⑦：抜歯後インプラント埋入のためのサージカルテンプレート。

ファーストサージカルテンプレート　　**セカンドサージカルテンプレート**　　**プロビジョナル**

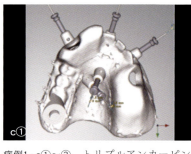
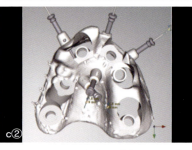
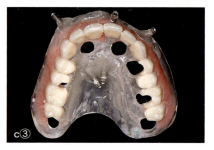

症例1-c①〜③　トリプルアンカーピンテクニック。ファーストサージカルテンプレート、セカンドサージカルテンプレート、プロビジョナルに同じアンカーピンを使用する。ラジオグラフィックガイドをもとに3つのアンカーピンを共有することにより、ラジオグラフィックガイドを修正したプロビジョナルにおいてもスムーズに装着することが可能になる。

今までのインプラント治療とコンピュータガイデッドサージェリーによって変わるこれからのインプラント治療

ファーストサージカルテンプレート	アンカーピン装着	抜歯	骨カット
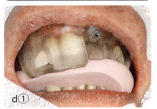 d①	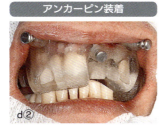 d②	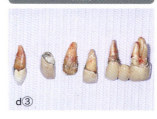 d③	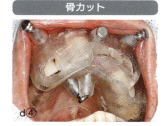 d④

症例1-d①〜⑦　ガイデッドサージェリーのフロー。ダブルサージカルテンプレートテクニックを用いることにより、抜歯即時のインプラント埋入においてもガイデッドサージェリーの正確なインプラント埋入手術が可能となる（d⑥はNobel Biocare社提供）。

セカンドサージカルテンプレート	インプラント埋入	プロビジョナル装着
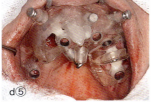 d⑤	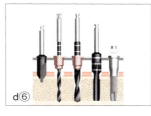 d⑥	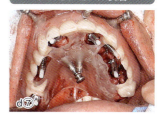 d⑦

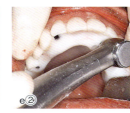 e①　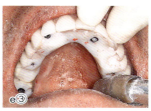 e②　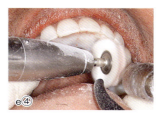 e③　 e④

症例1-e①〜④　ラジオグラフィックガイドをアレンジしてプロビジョナルとする。トリプルアンカーピンテクニックを用いることにより、正確な手術ののち、プロビジョナルを口腔内の正確な位置に短時間で装着することが可能になる。

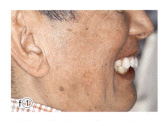 f①　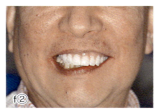 f②　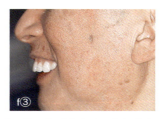 f③　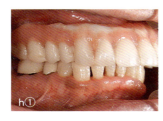

症例1-f①〜③　プロビジョナル装着時の顔貌。ガイデッドサージェリーを工夫することにより抜歯当日から暫間補綴物の使用が可能となる。

症例1-g　術後パノラマX線写真。

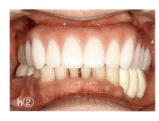 h①　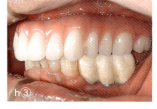 h②　 h③

症例1-h①〜⑥　最終補綴物（h④）および装着時口腔内。咬合平面のズレも回復でき、審美的にも機能的にも問題のない状態となり患者はとても満足している。

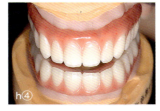 h④　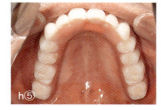 h⑤　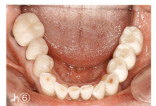 h⑥

症例1-i①〜③　最終補綴物装着時の顔貌。機能面だけでなく審美的にも十分満足している。

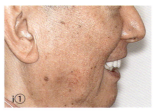 i①　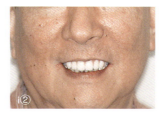 i②　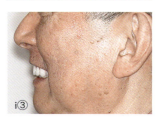 i③

シンポジウム　デジタルデンティストリーの進化と検証

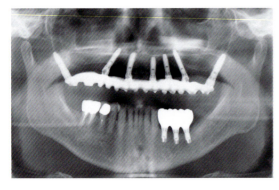

症例1-j　最終補綴物装着後パノラマX線写真。抜歯後即時埋入・即時荷重でガイデッドサージェリーを行わない症例においては患者の侵襲が大きく、疼痛や腫脹、内出血をともなうことも多かった。また、抜歯後に粘膜の治癒を待ちフラップレスで治療することも可能であるが、それまでに治癒期間の仮義歯の不自由さが我慢できないので、固定式の補綴物を望まれることが多い。そこで、抜歯後即時埋入・即時荷重の症例に対してダブルサージカルテンプレートテクニックとトリプルアンカーピンテクニックを用いて行った結果、従来の方法よりも安全・確実、低侵襲、短時間で治療が終了した。さらには、抜歯後即時埋入・即時荷重の症例のみならず、インプラント治療の多くの症例に対しても有効であることが示唆された。

症例2：単独歯欠損にガイデッドサージェリー行った症例①

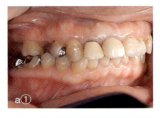
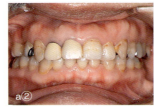
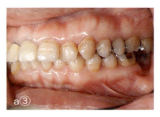
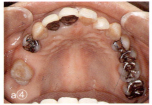
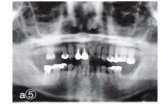
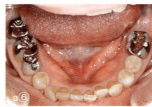

症例2-a①〜⑥　初診時の口腔内およびパノラマX線写真。7 5 および 7 に欠損があるほかは特に異常は見られない。

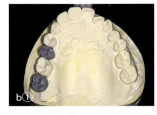
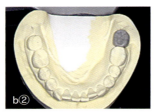
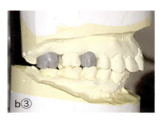
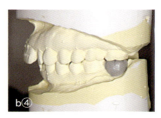

症例2-b①〜④　ワックスアップした模型。上記欠損部位に最終補綴物を考慮した理想的なワックスアップモデルの咬合面観と側方面観。

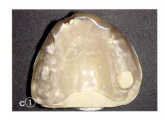
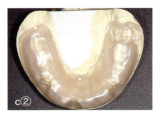

症例2-c①、②　最終補綴物を考慮したラジオグラフィックガイド。インスペクションウィンドウを付与した適合の良いラジオグラフィックガイドを製作する。

単独歯欠損症例へのガイデッドサージェリーの応用

ガイデッドサージェリーの進化系として実践してきたフラップレスのガイデッドサージェリーだが、当初はフルマウスケースに応用していた。オーソドックスなケースへの応用を進めるために、フローの確立を目指してきた結果、本テクニックは単独歯欠損症例においても応用できることを立証した。現在では、本テクニックのフローは確立し、より安全・正確に低侵襲で、かつ短時間で手術および暫間補綴物の装着が実現可能になった。紹介するケースは『クインテッセンス・デンタル・インプラントロジー』誌上にてトリートメントフローを記述しているので[1]、ぜひ参照してもらいたい。一部抜粋にて紹介していく。

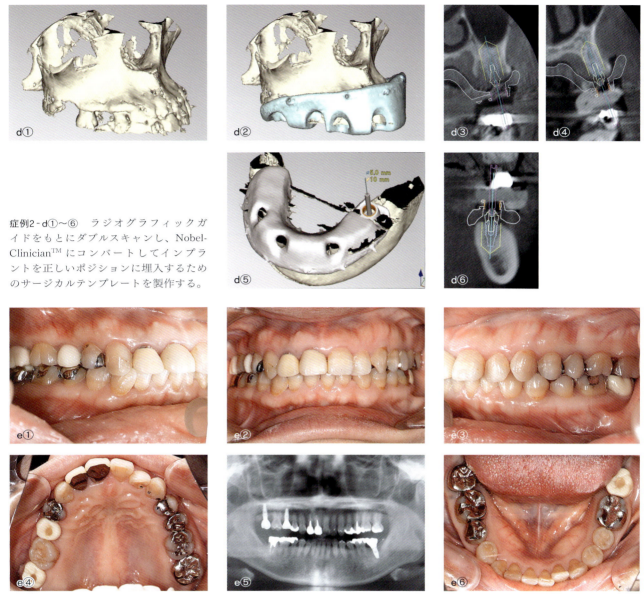

症例2-d①〜⑥　ラジオグラフィックガイドをもとにダブルスキャンし、Nobel-Clinician™ にコンバートしてインプラントを正しいポジションに埋入するためのサージカルテンプレートを製作する。

症例2-e①〜⑥　最終補綴物装着時の口腔内およびパノラマX線写真。フリーハンドの手術では咬合面の中心にアクセスホールが来なかったりインプラントの埋入ポジションがズレたりすることがよくあるが、ガイデッドサージェリーではこのように正確に治療することが可能となる。

デジタルからさらなるステージへ（スマートフュージョン）

　現在、筆者の医院では、ガイデッドサージェリーによる手術をほぼすべての症例で行っている。

　このガイデッドサージェリーは、最初に最終補綴物をイメージするところからスタートしていく。最終補綴物を想定した模型のワックスアップからラジオグラフィックガイドを製作し、ラジオグラフィックガイドを口腔内に装着してCT撮影を行い、コンピュータで設計し、サージカルテンプレートを製作する。そして最終補綴物は再度ワックスアップし、プロビジョナルからファイナルを製作する。

　この従来のフローが大きく変わるのがスマートフュージョンというシステムである。最終補綴物を考慮した計画に変わりはなく、患者のCTデータと欠損部の歯冠形態をワックスアップにて回復した模型をGenionⅡでスキャンし、CTデータとスキャンデータの2つを重ね合わせることで、シミュレーションを行うことができるシステムフローである。

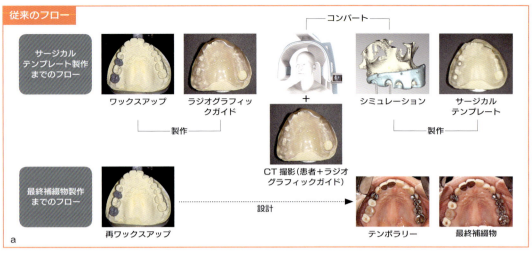
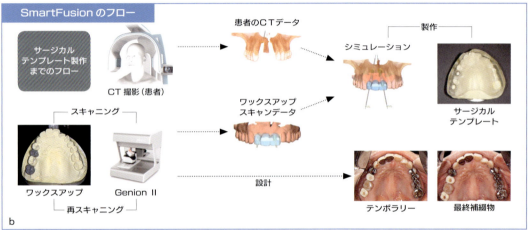

図2-a、b ガイデッドサージェリーを行う際の従来のフローとSmartFusion（ノーベル・バイオケア社製）のフローとの比較。SmartFusion（ノーベル・バイオケア社製）では、ラジオグラフィックガイドの製作前にCT撮影が可能となり、また歯肉の位置も正確に反映させることができ、サージカルテンプレートの適合も良好となる。

ラジオグラフィックガイドが不要になる日

この患者CTデータとGenion IIスキャンデータの重ね合わせは、従来のラジオグラフィックガイドが不要になるスキームであることを示している。一番のメリットは、最終補綴物製作の際に最初にワックスアップした模型が残っているため、再度そのデータを使用し、最終補綴物の製作時に再利用できることにある。従来の方法では、ラジオグラフィックガイド製作時に模型は壊れてしまうので再度製作する必要があった。この部分が不要になることで、技工サイドの負担も軽減でき、期間短縮につながる。また、理想的形態や位置で回復された歯冠部だけでなく、歯肉の状態までイメージしたシミュレーションが可能となり、インプラント治療の工程がシンプル化するとともに、期間面・コスト面から考える患者側メリットも大きいと思われる。このインプラント治療フローの一部デジタル化は"デジタルデンティストリーの進化"といえるだろう。われわれ臨床医の技術と知識、応用技術を持ってこそ成り立つものがデジタルデンティストリーである。デジタルはあくまでインプラント治療におけるピースの1つであることを忘れてはならない。

デジタルデンティストリーの検証

このように技術の発展においてフローの一部簡易化で得られるメリットは理論上大きいが、検証という意味からいえば、正確性・確実性の高いものに仕上げていくことはわれわれ歯科医師の役割ではないだろうか。この技術を応用し、理論上でなく、臨床上で正しいと証明していくためにも「検証」を進めていく必要性はある。

日々の臨床においてこのフローを取り入れつつ、常時フィードバックを行っていかねば、正しい技術としては証明されていかない。未来的なインプラント治療の進展として確実なものにしていくため、すべての臨床医のフィードバックが必要とされている。

表2 あらゆる技術を駆使したMI治療の実践

治療のレベル	必要とされるスキル	侵襲の度合い	患者の割合*	満足度
Level 3（高度な技術が必要）	・ブロック骨移植を要するケース ・外科的な処置は必要不可欠 ・高侵襲治療のため、技術により低侵襲へ近づけていくことが求められる	高い	約15%	低い
Level 2（中等度の外科処置が必要）	・フラップをともなう簡単なGBRなどが必要な症例 ・中等度の外科処置が必要 ・Level 1に比べ侵襲は高く、よりアドバンスなテクニックが必要	普通	約35%	普通
Level 1（簡単なフラップでの手術が可能）	・簡単なフラップで行えるオーソドックスなケース ・最低限の外科的処置で済む ・侵襲が少なく成功率も高い ・予後も良好である ・もっとも患者満足度の高い治療	低い	約50%	高い

> Level 1で治療できる患者の割合は多く、Level 2、Level 3の治療をより低いレベルに引き下げるよう治療に取り組むことがMIコンセプトである。

*筆者の医院における割合（2011年1月～2013年12月）。

表3 今までのインプラント治療とこれからのインプラント治療

項目	今まで	これから
精度	**フリーハンド** ・パノラマX線写真 ・ステント ・CT	**ガイデッドサージェリー** ・パイロットドリル ・ファイナルドリル ・インプラント埋入
侵襲性	**グラフト**（Level 3） ・ブロック骨移植を要するケース ・外科的な処置は必要不可欠 ・高侵襲治療のため、技術により低侵襲へ近づけていくことが求められる	**グラフトレス**（Level 2） ・ショートインプラント ・傾斜埋入 ・All-on-4 **高い**（Level 1） ・リッジエクスパンジョン ・フラップレスサイナス ・フラップレスGBR

> フリーハンド・グラフトの治療からガイデッドサージェリー・グラフトレス治療、さらにはフラップレス・リッジエクスパンジョンで低侵襲治療を目指すものである。

おわりに─今までのインプラント治療とこれからのインプラント治療─

これからのインプラント治療を考えるにあたって、MI（Minimal Intervention）の考え方は欠かすことはできないであろう。患者のインプラント治療に対する知識も向上してきており、何より近年の技術発展がMIの治療を後押ししている。結論として、低侵襲な治療計画を第一に考えることこそが、患者、そして術者にとってもっとも良い選択となってくる。このMIを実践していくにあたり、自身のスキルレベルがどの位置にあるのかを把握する必要性は当然あり、術者が持ち合わせるレベルのインプラント治療から実践していき、不可能なレベルの領域は自身で解決せず、チーム医療として臨床医どうしが協力し合う体制の確立をしていくことが、国内のインプラント業界における発展につながる本コンセプトの最終的なゴールであると考えている。これらすべての目標達成のために、コンピュータガイデッドサージェリーは必要不可欠なものであり、今後のさらなる発展が楽しみである。

参考文献

1．三好敬三．大特集「インプラントレスキュー」の準備はできていますか？ ─患者を守るための最善策─予防的対処法 レスキューしないで済むために何をすべきか？ ─最終補綴物を考慮した治療計画の重要性─．Quintessence DENT Implantol 2014；21（5）：56-59．

2．三好敬三．All-on-4で失敗しないために 第4回 All-on-4の現在地点～より安全・確実なガイデッドサージェリーの考案と応用～．Quintessence DENT Implantol 2012；19（6）：59-66．

Controversies and Innovations in Implants and Esthetics

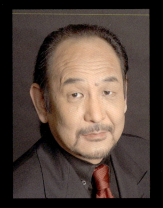

日髙豊彦
（日高歯科クリニック）

● 略歴
1982年　鶴見大学歯学部卒業
1986年　日高歯科クリニック開設
　　　　歯学博士
鶴見大学歯学部臨床教授
東京医科歯科大学非常勤講師
日本顎咬合学会指導医
日本口腔インプラント学会専門医
東京SJCD会長
OJ理事

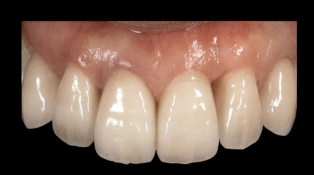

はじめに

　現在のインプラント治療は、欠損修復治療の選択肢として確立された地位を得るとともに、さまざまな術式の考案により適応症が拡大し、天然歯の修復と比較しても遜色のない治療結果を構築できるまでに至っている。しかしながら、審美的に患者の希望とは異なる結果や、術者の予想しなかった結果を呈する症例が増えていることも事実である。これらの結果は、インプラント治療における基本的ルール、特に埋入に必要とされる水平・垂直的な周囲組織量に対する配慮の問題ではないかと思われる。近年、これらの診断はCTやその画像を三次元的に構築するコンピューターソフトを利用することで比較的容易になっている。本稿では、その実践にあたって、いくつかの留意点や「コツ」というべきものに関して詳述していく。

コンピューターガイデッド・サージェリー

　CTデータをコンピューターソフトにより三次元的に構築しインプラント埋入に利用する方法は、大別すると2種類存在する。1つはダイナミック（Computer Guided Dynamic Surgery）と呼ばれ、CTデータから直接インプラント埋入位置を仮想する外科用ナビゲーションシステムで、術中に埋入位置の変更ができる。もう1つは、スタティック（Computer Guided Static Surgery）と呼ばれ、CTデータからインプラント埋入位置を仮想し製作された静的な外科用テンプレートを使用する方法で、術中に埋入位置の変更はできない。前者はまだ一般には普及していないと思われるが、後者は本邦でも9社のメーカーがすでに販売している。以下、コンピューターガイデッド・スタティック・サージェリーについて考察する。

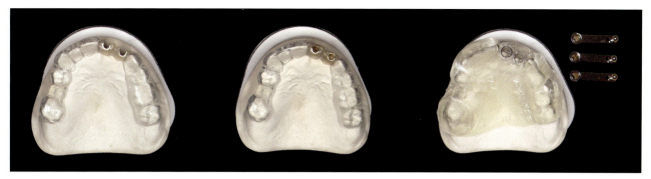

図1　サージカルガイドの各種形態。左からチャンネル型、チューブ型、スリーブ型。（文献1より引用・改編）

表1　サージカルガイドの分類（文献1より引用・改編）

	粘膜支持	骨支持	残存歯支持
チャンネル型技工製作	CHM	CHB	CHT
チャンネル型コンピューター支援	CCM	CCB	CCT
チューブ型技工製作	THM	THB	THT
チューブ型コンピューター支援	TCM	TCB	TCT
スリーブ型技工製作	SHM	SHB	SHT
スリーブ型コンピューター支援	SCM	SCB	SCT

　サージカルガイドの分類にはさまざまな考え方がある。形態から、チャンネル型（Channel type）、チューブ型（Tube type）、スリーブ型（Sleeve type）に大別でき（図1）、サージカルガイドの支持源から、粘膜支持型、骨支持型、残存歯支持型に分類できる。さらに、製作方法からは技工作業による方法（handicraft）と、CAD/CAMを利用したコンピューター支援によるもの（computer aid）に分類できる。メーカーによってはその中間型と考えられるものもあるが、筆者は表1のように18形態に分類している[1]。近年注目されているのが、CTやDVTのデータをDICOM形式でインプラント埋入ソフトに取り込み、コンピューター画面上で診断およびサージカルガイドの設計を行う、いわゆるコンピューターガイデッド・サージェリーである。この手法は近年急速に普及し、各メーカーも毎年のように改良を加えており、関連論文も国内外で多数発表されている。この方法はインプラント埋入にあたり正確さを改善するのに有用であるとする論文[2~4]も増えてきているが、誤差の最大値を考慮した場合、正確とは言いがたいとする意見もある[5~7]。ただ、否定的な論文の多くは従来のサージカルガイドに比較しコンピューターガイデッド・サージェリーが不正確としているのではなく、盲目的に信じて手術を行うことに警鐘を鳴らすという趣旨の結論付けである。Jungら[8]は29の異なるシステム、2,827の論文をメタ回帰分析し、観察期間は短いがコンピューターを利用したインプラント埋入はインプラントの成功率と正確さにおいて有効であると結論付けている。Hinckfussら[9]は21名の口腔外科医を初級、中級、上級者の3グループにわけ、異なるシチュエーションでインプラント埋入を行った実験の結論として、外科医の経験の程度に統計学的関係はなく、サージカルガイドがインプラント配置の正確さに統計学的有意の影響を及ぼし、スリーブ型、チューブ型、チャンネル型、サージカルガイドなしの順に埋入精度が高かったと報告している。また、エラーが起こる原因の1つはサージカルガイドの製作時のエラーによるとしている。

　以上のことから、コンピューターガイデッド・サージェリーにおけるサージカルガイドはその他の手法によるサージカルガイドに比較し現在もっとも信頼できる方法のようであり、なかでもコンピューター支援スリーブ型がもっとも精度が高いと考えている。現在のところ、この型の精度はCTを撮影する際に用いる撮影用ガイドに起因するため、その作業模型および撮影用ガイドの口

シンポジウム　デジタルデンティストリーの進化と検証

コンピューター上でデザインされたサージカルガイドを用いて治療した症例（症例1-a～t）

患者年齢および性別：59歳、女性。　　　　　現症：①②③ブリッジの支台歯である｜1の腫脹を主訴に来院。

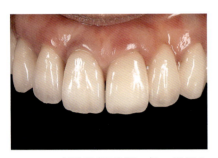
症例1-a　初診時（2012年）。｜1の腫脹を主訴に来院。

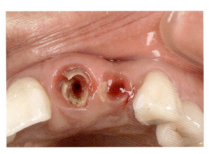
症例1-b　修復物除去時。｜1は破折しており抜歯と診断した。

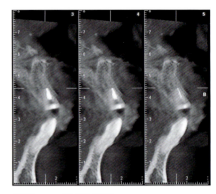
症例1-c　同CT画像。

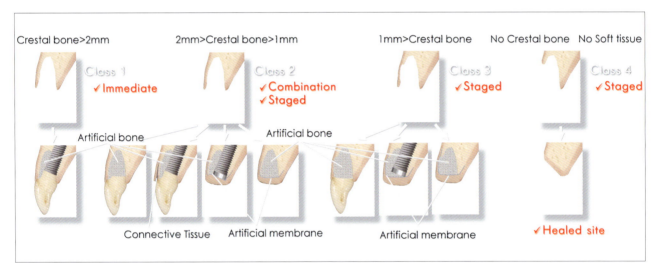
図2　抜歯時のインプラント埋入基準（文献10、11より引用・改変）。

腔内での適合の確認および調整が特に重要である。その後、一連の作業を経て完成したサージカルガイドを撮影用ガイド製作模型上で適合の確認および調整を行い、手術前に患者口腔内で適合を確認した後、消毒または滅菌して準備する。また、この型のサージカルガイドは垂直的深さに関してはつねに正確とは言い難く、症例によっては1～3mmの誤差を生じる場合がある。筆者の経験では、その誤差のほとんどが深すぎる埋入となっている。これはソフトの問題だけではなく、現在のCTの空間解像度の問題に起因すると考えられる。解決方法として、予定した埋入深度からわずかに浅い位置に埋入しサージ

カルガイドを外し、インプラント周囲組織との関係を確認後、最終埋入深度を決定することが、エラーを起こさないポイントではないかと考察している。

症例供覧

患者は59歳、女性。2012年に①②③ブリッジの支台歯である｜1の腫脹を主訴に来院した（症例1-a）。修復物を除去したところ、当該歯は破折しており抜歯と診断した（症例1-b）。インプラント治療を希望し、CT画像診断（症例1-c）を行ったところ頬側に硬組織が存在するが

| 症例1-d | 症例1-e |

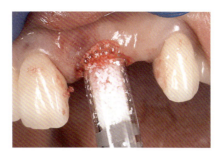
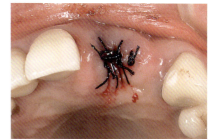

症例1-d　抜歯後、骨補填材料を抜歯窩に填入。

症例1-e　抜歯窩唇側軟組織に減張切開を行い縫合し、軟組織の閉鎖を行った。

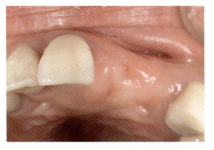
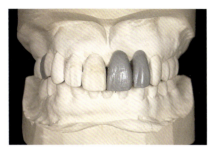
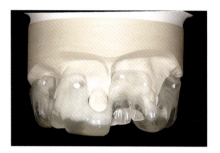

症例1-f　6ヵ月後。骨補填材料填入部位の頬舌径は減少している。

症例1-g　同、診断用ワックスアップ。

症例1-h　診断用ワックスアップから製作したCT撮影用ガイド。

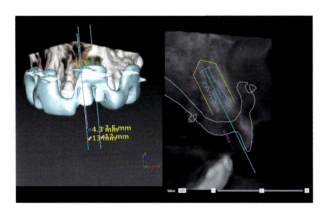
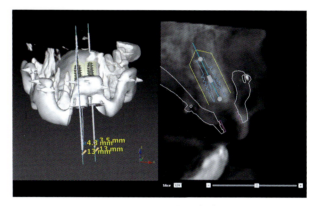

症例1-i　CT3D診断用ソフトNobelClinician™の診断画像。

症例1-j　コンピューターソフト上で自動的にデザインされたサージカルガイド。

2mm以下であった。筆者は抜歯時のインプラント埋入基準を残存硬組織の厚みで分類し、治療のオプションを図2のように考えている[10,11]。この分類から本症例はClass 2 と判断した。患者と医療面接の結果、人工メンブレンを使用せず、ソケットプリザベーションの後、待時埋入を行うこととした。この場合、束状骨の吸収により治癒時に歯槽堤幅のわずかな減少が予測されるため、インプラント埋入時に結合組織移植を同時に行う計画とした。抜歯後、骨補填材料（Bio-Oss）を抜歯窩に填入し（症例1-d）、唇側軟組織に減張切開を行って縫合し、軟組織の閉鎖を行った（症例1-e）。6ヵ月後（症例1-f）、診断用ワックスアップ（症例1-g）から製作したCT撮影用ガイド（症例1-h）を用いCTを撮影し、CT3D診断用ソフトNobelClinician™にて画像構築し、インプラント埋入の診断を行った（症例1-i）。

診断のポイントはインプラントの頬舌側に2mmまたはそれ以上の硬組織が存在すること、インプラントと天然歯間距離を1.5mm以上、インプラントとインプラント間距離を3mm以上保ち、軟組織歯肉縁より3mm根尖側方向に位置させることを基準としている[12]。コンピューターソフト上で自動的にデザインされたサージカルガイド（症例1-j、k）を用いインプラントを埋入後

シンポジウム　デジタルデンティストリーの進化と検証

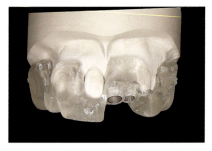

症例1-k　プロセラ・プロダクション・センターで製作され、納品されたサージカルガイド。

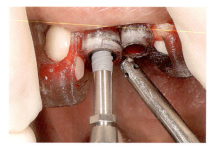

症例1-l　サージカルガイドを用いてインプラントを埋入。

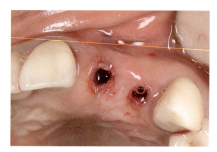

症例1-m　インプラント埋入後の状態。

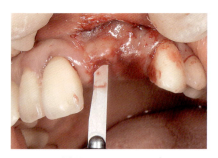

症例1-n　同日にエンベロープテクニックにて軟組織の移植床を形成。

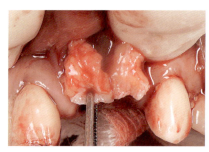

症例1-o　口蓋より結合組織を採取し、2枚に分割した。

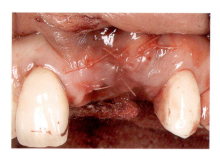

症例1-p　結合組織を移植後、吸収性縫合糸にて固定した。

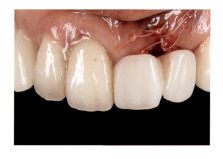

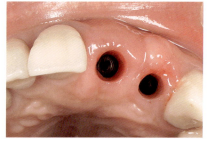

症例1-q｜症例1-r

症例1-q　事前に製作しておいたプロビジョナルレストレーションをネジ固定により装着した。

症例1-r　3ヵ月後の状態。

（症例1-l、m）、表層に切開を加えず、インプラント埋入孔唇側部から軟組織内に切開を入れるエンベロープテクニック（封筒状歯肉形成）にて移植床を形成した（症例1-n）。口蓋より結合組織を採取し、修復物周囲組織がパラボリックシェープ（放物線状曲面形態）となるよう2枚に分割し移植後、吸収性縫合糸にて固定し（症例1-o、p）、プロビジョナルレストレーションを装着した（症例1-q）。3ヵ月後、最終修復物を考慮したプロビジョナルレストレーションに交換し（症例1-r、s）、経過観察後、二酸化ジルコニウムのフレームにポーセレンを焼き付けて製作した最終修復物を装着した（症例1-t）。

まとめ

インプラント埋入支援ソフトによる診断とそれにより製作されるサージカルガイドを使用したインプラント埋入は、治療計画に沿った正確な埋入が可能であり、手術時間は通常のインプラント治療に比較して有意に短くなり、CAD/CAMによる二酸化ジルコニウムを用いた修復は、比較的簡単に審美性を回復することができ、患者のQOL向上へ寄与するものと思われる。また、このようなコンピューターを利用する歯科治療は日々改良され進歩している。本症例で利用したシステムも本年度内にはCT（またはDVT）撮影のためのガイドそのものが必要なくなり、より高精度なものとなる。

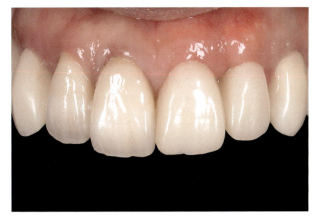 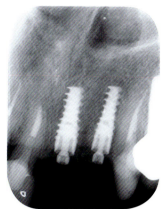

症例1-s①、② 最終修復物を考慮したプロビジョナルレストレーションに交換した際の正面観写真とデンタルX線画像。

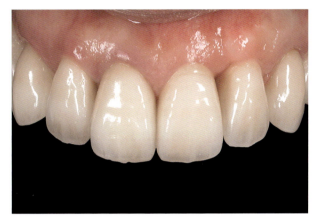 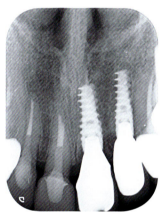

症例1-t①、② 最終修復物装着時。

参考文献

1. 日髙豊彦．ノーベルガイドとプロセラによるソリューション-インプラントと審美における論争と革新-．日本デジタル歯科学会誌 2014；4(1)：55-69．
2. Ganz SD. Presurgical planning with CT-derived fabrication of surgical guides. J Oral Maxillofac Surg 2005；63(Suppl 2)：59-71.
3. 松原秀樹，仲西康裕，木村和代，高薄紀男，古賀剛人，越智守生．サージカルガイドシステム「Implant Master」を使用したインプラント埋入手術の考察．顎顔面バイオメカニクス学会誌 2007；13(1)：45-50．
4. Behneke A, Burwinkel M, Knierim K, Behneke N. Accuracy assessment of cone beam computed tomography-derived laboratory-based surgical templates on partially edentulous patients. J Clin Oral Impl Res 2012；23(2)137-143.
5. Sarment DP, Sukovic P, Clinthorne N. Accuracy of implant placement with a stereolithographic surgical guide. Int J Oral Maxillofac Implants 2003；18(4)：571-577.
6. 荒井良明，星名秀行，藤井規孝，吉田恵子，魚島勝美．コンピュータガイドシステムを用いたインプラント治療．新潟歯学会誌 2007；37(2)：211-213．
7. Cassetta M, Stefanelli LV, Giansanti M, Di Mambro A, Calasso S. Accuracy of a Computer-Aided Implant Surgical Technique. Int J Periodontics Restorative Dent 2013；33(3)：317-325.
8. Jung RE, Schneider D, Ganeles J, Wismeijer D, Zwahlen M, Hämmerle CH, Tahmaseb A. Computer technology applications in surgical implant dentistry: a systematic review. Int Oral Maxillofac Implants 2009；24 Suppl: 92-109.
9. Hinckfuss S, Conrad HJ, Lin L, Lunos S, Seong WJ. Effect of surgical guide design and surgeon's experience on the accuracy of implant placement. J Oral Implantol 2012；38(4)：311-323.
10. 日髙豊彦．失敗しないインプラント治療 1：インプラントの埋入-ソケットプリザベーションの勧め．日本顎咬合学会誌 2013；33(3)：247-253．
11. 日髙豊彦．失敗しないインプラント治療2：ソケットプリザベーションとインプラント埋入の実際．日本顎咬合学会誌 2014；34(1-2)：87-94．
12. 日髙豊彦．審美的インプラント修復におけるプロトコル．日補綴会誌 2012；4(1)：35-42．

デジタルデンティストリーがもたらすインプラント補綴
―長寿社会を迎えて―

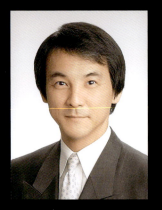

田中譲治
（田中歯科医院）

● 略歴
1986年　日本大学松戸歯学部卒業
1989年　千葉県柏市にて田中歯科医院開業
2008年　日本大学松戸歯学部臨床教授
一般社団法人日本インプラント臨床研究会（CISJ）会長
公益社団法人日本口腔インプラント学会　専門医・指導医・代議員
OJ 理事

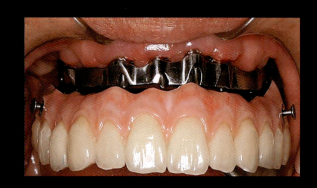

はじめに

　世界でも類をみない速さで高齢化が進む日本において健康長寿が今後の医療の重要な課題となっており、その鍵となる口腔の健康維持と改善が注目されている。著者の開院している千葉県柏市では高齢化に対応するまちづくりのための大規模健康調査（柏‐東大プロジェクトの一環）が行われている。これは生活習慣病の予防とともに注目されている虚弱化予防のために、その根底をなすサルコペニア（加齢性筋肉減弱）の徴候を簡単な指標で見出し、食力に着目した新概念「食の加齢症候群」の考えを基に「全身と口腔のエビデンス」を構築するために行われている。そして、高齢期におけるメタボ検診（カロリー制限）から上手く切り替えられることが期待されている。
　このように長寿社会においては、より「食べる」ことが重要となっている現在、歯を失った患者にとって、インプラント治療は福音の治療と言えるであろう。それにともない、インプラント補綴にあたっては、長期視点で考えることがより肝要となり、補綴装着をゴールでなくスタートととらえ、将来起こり得るトラブルや患者のニーズの変化、要介護までを見据える必要性が出てきている。このような背景の中、産業界のハイテクノロジーが歯科に応用されCAD/CAMを始めとするデジタルデンティストリーが目覚ましい進化を遂げている[1]。そこで、本稿では長寿社会を考慮し、デジタルデンティストリーがもたらすインプラント補綴について、特に無歯顎・多数歯欠損に焦点を当てて検討してみたい。

光学印象の進化

　デジタルデンティストリーの進歩として、まずCAD/CAMが挙げられるが、それとともにインプラント補綴

デジタルデンティストリーがもたらすインプラント補綴—長寿社会を迎えて—

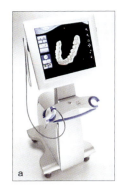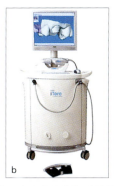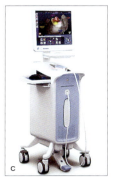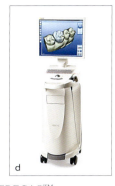

図1-a〜d 各種光学印象。左から LAVA C.O.S™、I Tero™、E4D™、CERECAC™。

図2 3shape TRIOS にて臨床応用を行った。コンパクトでありチェアーサイドに置いて使用できる(協力:協和デンタルラボラトリー)。

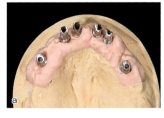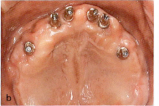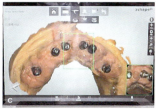

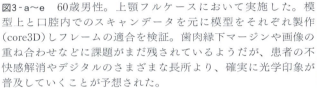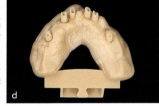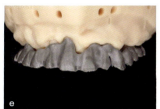

図3-a〜e 60歳男性。上顎フルケースにおいて実施した。模型上と口腔内でのスキャンデータを元に模型をそれぞれ製作(core3D)しフレームの適合を検証。歯肉縁下マージンや画像の重ね合わせなどに課題がまだ残されているようだが、患者の不快感解消やデジタルのさまざまな長所より、確実に光学印象が普及していくことが予想された。

　治療を大きく変えようとしている技術として光学印象がある[2]。すでに各社から発売されており、普及しつつある(図1)。そこで、国内では未販売であるが、3shape TRIOS を使用して光学印象のフルマウスへの応用の可能性を検証してみた。図2にあるようにスキャナーとパソコンで構成されており、チェアサイドでも場所をとらずに使用できる。まず、口腔外での模型の光学印象を行ったところすぐれた適合が確認でき、これまでの技工用スキャナーと違い、咬合器に模型を付着したままスキャンできるなど高い有用性が認められた。次に、実際に口腔内でも使用したところ、ノンパウダーであり、スキャンとともに印象データがリアルタイムで画像に映し出されるなど、操作性も良好であった。(図3-a〜c)また、印象不良部位があってもすべての再印象が必要である印象材使用と異なり、その部位のみを後から再スキャンすることで確認データを重ね合わせることもできる。

　メタルフレームのデザインはデータ上で作成できるが、最終補綴物製作などにおいて模型製作が望ましいので、スキャンしたデータを基に模型も製作した(core3D)。製作された模型は石膏でなくポリウレタン材であるため削れてしまうこともなく、必要な支台は分割模型として製作でき、さらに複製も何度でもできる。口腔内でのスキャンしたデータにおいて、歯肉縁下やデータ重ね合わせ部において課題も残されているが、さらなる進歩によるスキャナーのコンパクト化、読み込みの迅速化なども含めフルマウスへの応用の高い可能性が示唆された(図3-d、e)。

　長寿社会を迎え、光学印象は印象材による患者の不快感の解消、在宅診療への応用の可能性も高いと考えられる。そして、避けることのできない印象材硬化にともなう歪の解消、さらにインプラント体に対してはスキャンボディを連結してスキャンする方法も開発されており、印象が簡便になるとともに、歯肉縁下のインプラントの正確な位置再現も可能となってきている。以上から、確実に光学印象が普及していくであろうことが実感された。

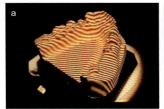 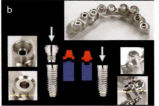 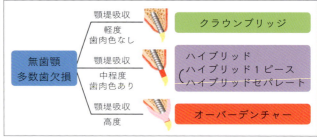

図4-a、b　最新 CAD/CAM の1つである ISUS（アイサス、Dentsply Group）。レーザーの乱反射の欠点を補った光の影（等高線）を利用し、3〜6μm という高精度計測を可能とし、高性能ミリングマシーンにて適合誤差20μm 以下のスクリュー固定フレームを製作できる。エクスターナル、インターナルともに対応可能で200種類以上のインプラント形状に対応でき、加えて複数のインプラント混在症例にも適応できる。

図5　無歯顎・多数歯欠損において、筆者は顎堤吸収により推奨されるタイプをシンプルに3つに分類している[9]。ただし、顎堤吸収軽度でも顎堤保全や咬合支持改善のため、外科的侵襲やコストを考えてオーバーデンチャータイプを選択することもある。

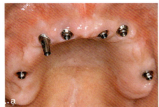 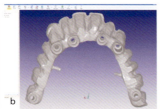 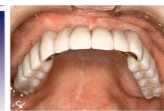

図6-a〜c　63歳男性、クラウンブリッジタイプ。残存骨量の関係でロングスパンブリッジとなり確実な維持と将来の設計変更を考慮してスクリュー固定とした。最新 CAD/CAM より簡便にパッシブフィットした補綴物を製作できた。3|においてはアクセスホールを口蓋側にするためアングルヘッドを使用。

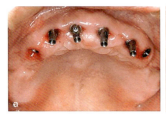 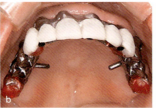 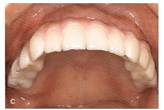

図7-a〜c　54歳女性、ハイブリッド1ピースタイプ。歯肉色を使用した補綴物。アクセスホールが唇側に出ない場合で、歯冠部も歯肉部も一体として製作するタイプである。

CAD/CAM によるリトリーバブルシステム

インプラントの上部構造において近年、セメント固定が普及している。これはインプラントの予知性が高くなったこと、通常の天然歯補綴と同様の構造のため製作がシンプルでコスト面でも有利であること、アクセスホールが必要ないこと、スクリュー固定に比較すると製作歪を微少であればセメントで補正できること、などの理由によると考えられる[3]。その反面、余剰セメントがインプラント周囲炎の大きな原因となっていることが明らかになってきており[4〜6]、また多数歯欠損を少数インプラントで対応する際の維持力不足やセメント溶出[7]の問題が挙げられる。また、セメント固定でも将来に対応するために仮着材の使用も頻用されるが、維持力のコントロールが難しく、必要な時の取り外しに苦労したり、逆に予期せぬ脱落により患者の不信感をまねくことがある。このような中、簡便にスクリュー固定のフレームを製作できる CAD/CAM が普及し（図4）、コストの面のみならず適合精度においてもこれまでの鋳造法を超え、インプラント補綴のパラダイムシフトをもたらしている[8]。

無歯顎・多数歯欠損のインプラント補綴を考えるにあたり、筆者はシンプルにクラウンブリッジタイプ、ハイブリッドタイプ（歯肉色を使用するタイプ）、オーバーデンチャータイプの3つに大きく分類している（図5）が、それぞれについて CAD/CAM（ISUS）にて製作したインプラント補綴を図6〜9に示す[9]。また、最近では、これまで難しいとされていた2つのストラクチャーの精密適合も CAD/CAM で可能となり（ISUS 2 in 1）、アタッチメントによりワンタッチで外せて、術者または患者可撤式とすることができ、さらなる長寿社会に向けての新しい補綴設計の選択が可能となってきている（図10）。

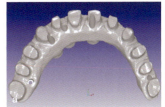
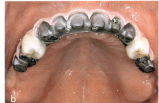
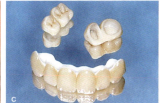
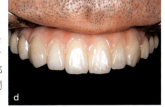
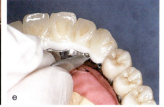

図8-a〜e　56歳男性、ハイブリッドセパレートタイプ。アクセスホールが唇側にあるため、歯冠部を別パーツとして製作して仮着材で取り付けるタイプ。なお、歯冠部とフレームの接続部に溝をつけることで、スプーンエキスカベーターなどでこじ開けて簡単に歯冠を外すことができる。

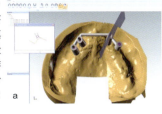
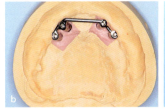
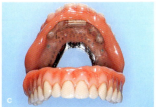

図9-a〜c　76歳女性、オーバーデンチャータイプ。舌房を阻害しないように、バーの設計は慎重な設計が必要となるが、最新CAD/CAMを用いて義歯排列とレプリカ模型を送ることでバーチャル上にて簡便に適切なバーの位置を検討できる。

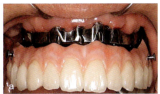
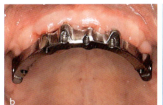
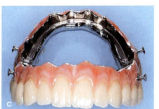

図10-a〜c　ISUS 2 in 1。メインテナンスや設計変更が簡便になり、長寿社会において有用性が高い。なお、アタッチメントはEasy Snap E(Bredent社)を使用。現在はMK1を頻用している。

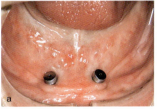
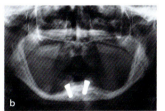

図11-a、b　73歳女性、装着後10年経過。デジタル維持装置と位置づけられる磁性アタッチメントは磁力という特殊な維持力を利用しているため、残存骨の関係で埋入方向が不良でも適応可能。磁石構造体・キーパーともに一度も交換せず。他の機械的維持装置では埋入方向が不良の場合、維持力のコントロールが困難であったり頻繁に交換が必要となることも多い[10]。

デジタル維持装置（磁性アタッチメント）の利用

　長寿社会を迎え、少数のインプラントで高い治療効果が得られるインプラントオーバーデンチャー(以下IOD)があらためて注目されてきている。IODのおもな支台装置としては、バー、ボール(ロケーター)、磁性アタッチメントが挙げられるが、その中で磁力という特殊な維持力発現機構を持つ磁性アタッチメントに焦点を当てて述べてみたい[10,11]。

　磁性アタッチメントは維持力を数値として表示でき、それ以上の維持力はかからない。これに対してバーやボール(ロケーター)は支台に垂直方向に引き抜く維持力はある程度数値として表示できても、斜め方向への維持力はそれ以上かかり表示することが難しい。このようなことから、磁性アタッチメントはデジタル維持装置と位置づけられている。そして、デジタル維持装置といえる磁性アタッチメントの注目すべき利点として維持力の減衰がないことが挙げられる[12]。そのため、機械的維持力発現機構によるその他の維持装置と異なり、定期的調整や交換が必要ないといえる。実際に著者の10年以上経過症例においてもほとんどが磁石構造体、キーパーとも

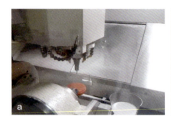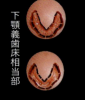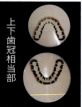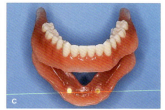
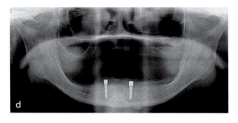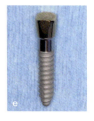

図12-a〜e　すでに国内でもCAD/CAMによるデンチャー製作が始まっている(和田精密歯研)。また、磁性アタッチメント専用ミニインプラント(φ2.6、愛知製鋼、PLATON™ JAPAN)も発売され、インプラントの適応症が大幅に広がっている。

表1　IODへの設計変更必要度レベル評価[11,15]

1. 口腔衛生(舌や口腔周囲を含む)	不良5 ←――――→ 1 良
2. 顎堤吸収度	高度5 ← 中程度 → 1 軽度
3. 手の不自由さ	あり5 ←――――→ 1 なし
4. 口腔機能(含嗽・嚥下など)	低下あり5 ←―――→ 1 問題なし
5. 認知・理解能力不足	傾向あり5 ←―――→ 1 傾向なし
6. ADL(日常生活動作)	問題あり5 ←―――→ 1 問題なし

	レベルⅠ	レベルⅡ	レベルⅢ	レベルⅣ
スコア合計	10〜14	15〜19	20〜24	25〜30
評価	設計変更の検討が必要	設計変更が望ましい	設計変更を推奨	設計変更が必要

各スコアの合計により4段階で評価される。実際には年齢と予想される介護者の協力度を加味して判定する。インフォームドコンセントに有用。

表2　要介護を考慮した義歯

取り外しを容易にする	・片手で取り外せる(クラスプでは難しい) ・片手でも洗いやすい
咬傷の予防	・シンプルな構造
介護者にとっても取扱いが容易	・磨きやすく簡単に取り外せる ・臼歯部の清掃は難しいので、支台はできれば前歯のみが望まれる
誤飲防止	・片側などの部分床義歯は避ける(1本義歯は避ける) ・破折しない設計 ・誤飲した際を考えて、鋭利なクラスプは避ける。またX線不透過性床用レジンの普及が待たれる

に一度も取り替えていない。インプラント治療において、定期的メインテナンスの重要性はいうまでもないが、長寿社会を迎え、菊谷[13]らも指摘するように、いつかは通院できなくなることを考慮する必要があり、この点において磁性アタッチメントはすぐれると言えよう。

また、着脱方向が規制されないため支台間の平行性の許容性も高い(図11)。ボールアタッチメントの許容性は約10°といわれており、ロケーターを含めメーカーによっては許容性が高いと謳っているが、機械的維持力である以上、支台間の平行性が不良の場合には維持力のコントロールが難しかったり、交換時期が早くなってしまうことが危惧される。無歯顎・多数歯欠損では骨量が少なく望ましい方向に埋入できない場合も多く、磁性アタッチメントは有利といえよう。さらに、磁性アタッチメント専用ミニインプラントも開発され、適応症が大幅に広がっている[14](図12)。

要介護を見据えた インプラント治療

固定性インプラントにおいて、高齢にともなうプラークコントロールが難しくなり、さらに、手の不自由さとともに唾液の減少や口輪筋の低下により口腔前庭に食塊の停滞をまねく。加えて、要介護を見据えると、メインテナンスもしやすいようにある時期がきたらIODに設計変更することが望まれる(表1)[11,15]。このことからも長寿社会を考慮すればインプラント補綴はスクリュー固定が有利と言えよう。さらに、製作時の設計データを残しておくことで、在宅診療で困難をともなう印象採得をせずに変更後の設計を行え、フレーム製作することも可能となるかもしれない。表2に要介護を考慮した場合の義歯を示す。IODは要介護においても咀嚼機能の維持だけでなく、口腔周囲の不随意運動がある場合の義歯

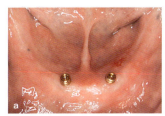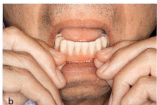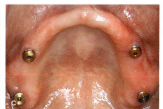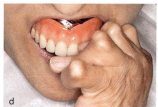

図13-a〜d　長寿社会において、高齢にともなう手の不自由さも考慮することが肝要となる。特に脳疾患においては片麻痺となってしまうことも多く、片手で簡単に外せる義歯が望まれる。ロケーター（a、b）では両手が必要なことがほとんどだが、磁性アタッチメント（c、d）を用いることでリウマチで手が不自由にもかかわらず、片手で簡単に外せる[14]。

の動き防止や摂食機能の改善を目的とした舌摂食補助床としても高い有用性がある。なお、取り外しが容易で、シンプルで磨きやすく咬傷の予防の点でも有利なデジタル維持装置である磁性アタッチメントは、要介護を見据えたアタッチメントとして最適と考えている（図13）。

おわりに

インプラント治療はすぐれた治療として認知され広く普及しており、健康長寿にも大きく寄与していると言えよう。そのためにも、インプラント補綴は長期視点で設計を考えることが肝要となってきている。デジタルデンティストリーの進歩は目覚ましく、今回は触れなかったが、ガイデッドサージェリーも含めその可能性は無限大であり、CTや口腔内スキャンのデジタル情報をもとに国内や世界のスペシャリストが診断・治療計画を行うサービスや、最適なインプラントポジションのさまざまな条件を覚え込ませたソフトを開発することで、骨量、骨質、歯肉の厚さなどさまざまな情報から理想的なインプラントポジションを表示することも簡単にできる時代がすぐそこまできている。インプラントは天然歯と比べて規格化されているため、特にデジタルデンティストリーの進歩に直結でき、近未来の飛躍的な発展が期待される。

参考文献

1. 宮崎隆．Digital Dentistryの現状と将来展望．日本歯科CAD/CAM学会誌 2011；1（1）：2-8．
2. 田中譲治．CAD/CAMのインプラント臨床への応用．In：金田隆編集．インプラントCTシミュレーションのすべて．東京；砂書房，2012；192-218．
3. Chee W, Felton DA, Johnson PF, Sullivan DY. Cemented versus screw-retained implant prostheses：Which is better? Int J Oral Maxillofac Implants 1999；14（1）：137-141.
4. Weber HP, Kim DM, Ng MW, Hwang JW, Fiorellini JP. Peri-implant soft-tissue health surrounding cement- and screw-retained implant restorations：a multi-center, 3-year prospective study. Clin Oral Implants Res 2006；17（4）：375-379.
5. Keith SE, Miller BH, Woody RD, Higginbottom FL. Marginal discrepancy of screw-retained and cemented metal-ceramic crowns on implant abutments. Int J Oral Maxillofac Implants 1999；14（3）：369-378.
6. Agar JR, Cameron SM, Hughbanks JC, Parker MH. Cement removal from restorations luted to titanium abutments with simulated subgingival margins. J Prosthet Dent 1997；78（1）：43-47.
7. Singer A, Serfaty V. Cement-retained implant-supported fixed partial dentures：a 6-month to 3-year follow-up. Int J Oral Maxillofac Implants 1996；11（5）：645-649.
8. 田中譲治．超高齢社会におけるリトリーバブルシステムの再考—最新CAD/CAMによるセメントからスクリューへの回帰—．Quintessence DENT Implantol 2011；18（2）：37-48．
9. 田中譲治（編）：CAD/CAM時代の最新インプラント上部構造．東京：クインテッセンス出版，2014．
10. 田中譲治．今なぜ、磁性アタッチメントの有用性を再考すべきか—長寿社会を迎えて—．Quintessence DENT Implantol 2012；19（1）：45〜58．
11. 田中譲治．インプラントオーバーデンチャーの基本と臨床—磁性アタッチメントを中心に—．東京；医歯薬出版，2012．
12. Jackson TR. The application of rare earth magnetic relation to osseointegrated implants. Int J Oral Maxillofac Implants 1986；1（2）：81-92.
13. 菊谷武．菊谷武先生にここが聞きたい．日本歯科評論 2011；71（1）：13-15．
14. 田中譲治．長寿社会に向けてのインプラントオーバーデンチャー．Quintessence DENT Implantol 2014；21（2）：30-33．
15. 一般社団法人日本インプラント臨床研究会（編）．インプラントのための重要12キーワードベスト240論文．東京；クインテッセンス出版，2014．

Implant Digital Dentistry 成功の鍵

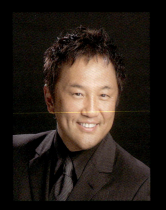

山下恒彦
(デンテックインターナショナル株式会社)

●略歴
- 1984　大阪歯科学院専門学校卒業、渡米
- 1988　米国カリフォルニア州にて Yamashita DenTech 開業
- 1991　大阪にて DenTech Implant Network,Inc. 設立
- 1995　UCLA 歯学部 顎顔面補綴科研究員
- 1997　DenTech International, Inc. Hawaii 設立
- 1999　USC 歯学部ポストグラジュエート生涯研修科専任講師
　　　　新東京歯科技工学校特別講師
　　　　The Aesthetic and Implant Technology Institute 所長
- 2007　大阪歯科大学歯科技工士学校専攻科非常勤講師
- 2012　USC 歯学部 Japan Program Course Director
- 2013　USC 歯学部非常勤講師

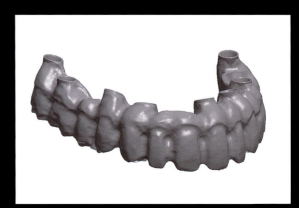

はじめに

　歯科界のすべての分野においてデジタル化が急速に浸透してきた今日、その波は無論インプラントデンティストリーの各治療分野にも大きな影響を与えたと言える。そして、インプラント治療のデジタル化がより進歩したことで外科的負担の軽減(MI コンセプト)や、治療期間の短縮、一次外科後のイミディエイトプロビジョナライゼーションによる QOL の向上など、治療のデジタル化がインプラント患者にもたらした恩恵は計り知れない[1]。

　一方、術者側においても場当たり的で、勘や経験だけを頼りに行われてきた外科ないし補綴治療が硬・軟組織のデジタル画像で、より具現化され正確に行えるようになった。また、治療ステップにおいてもストレスであった部分を大部分排除することができ、インプラント治療も Stressful な時代から Comfortable の時代へと進化してきた。その一連の流れを簡単に列記すると、まず術前診査診断の段階での、CT デジタル画像と診断用ソフトを使用した三次元的なシミュレーション、そのシミュレーションを元に製作されるサージカルガイドとプロビジョナルレストレーション、そのガイドを用いたガイデッドサージェリー(図1)直後のイミディエイトプロビジョナライゼーション(図2)、そしてデジタルインプレッション採得からのアバットメントないし最終補綴物への移行と、現在ではデジタルテクノロジーなしには正確なインプラント治療の達成はあり得ないと言っても過言ではなかろう。

　これらのことを踏まえ本稿では、Digital Implant Restoration には欠かすことのできない CAD/CAM Custom Abutment と CAD/CAM Implant Framework にフォーカスをあて、CAD/CAM テクノロジーを用いた最新のインプラント補綴コンセプトをその種類、デザイン、そし

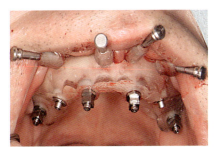
図1　NobelGuide™を使用したガイデッドサージェリー。

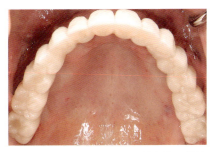
図2　インプラント埋入外科直後に装着されたプロビジョナルレストレーション。

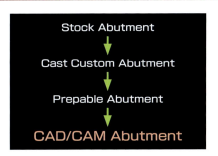
図3　アバットメントの変遷。

て加工を行う上でもっとも大切な使用材料の是非も含め詳しく解説していきたい。

アバットメントの変遷

　1965年にBrånemarkらによって紹介された当初のOsseointegrated Implant Systemにはいわゆる高床式のStandard Abutmentしか存在しておらず、またこのアバットメントは機能回復優先で開発されていたため、審美的要件はまったく無視されていた。その後Esthetic Consciousを加味したSub-Gingival Abutmentが数多く紹介されるようになり、インプラントの審美補綴の到来となった。これらのアバットメントは総称としてStock Abutmentと呼ばれ、インプラント補綴を行う術者やラボは多数の種類と高さの異なるアバットメントを取り寄せておかなければならず、コスト的にもかなりの負担となっていた。

　そんな中、インプラントのVertical Height(インプラントボディのフレンジトップからOpposing Dentitionまでの距離)が少なく既製のアバットメントを撤去し、直接上部構造体をインプラント体に装着するために1988年にUCLAで開発されたNon-Segmented Abutment[2]では、アバットメントに直接ワックスアップをして、インプラント上部構造フレームワークを製作していた。この技術を応用し、Esthetic Zoneなどで唇側にスクリューアクセスホールが位置する症例などにアバットメント形状のワックスアップをし、中間構造体、いわゆるGold Customized Abutmentを製作し、その上に上部構造体を装着するSub & Supra Structure Designが紹介され、一気にカスタムアバットメントの需要が増え、インプラント治療に対するEsthetic Consciousも一気に高まりを見せた。

　この流れを受け、既製でインプラントボディと直接嵌合する円筒形の、いわゆるPreparation Typeのアバットメントが開発された。開発当時はチタン製のものが主流だったが、後にアルミナス製のものも開発され、アバットメントもより審美的な要素が加味されるようになり、装着後のSoft Tissue Discolorationに対しての対策もなされるようになった。

　そして、現在ではカスタマイズアバットメントの代名詞となったCAD/CAM Abutmentの汎用性は他の物と比較しても群を抜いて拡張性があり、使用材料もチタン、ジルコニアを始め最近では二ケイ酸リチウムガラスセラミックスや、プロビジョナルアバットメント用のPMMA(アクリル系樹脂)なども追加され、装着部位や使用用途に応じてバラエティにとんだ材料も使い分けられるようになってきた。また、スキャンデータも直接口腔内から取得する新しい方法から、印象をスキャンするもの、そして従来のインプラント歯肉模型をスキャンする方法と多岐に渡っており、アバットメントデザインのモジュールにおいても、多数開発されてきている(図3)。

硬・軟組織の長期安定と審美的要素を考慮したCAD/CAM Abutment

　筆者が1997年から98年にかけて「インプラントを用いた審美修復の米国西海岸におけるトレンド」というテーマでQDIに投稿した当時は[3,4]、Soft Tissue SculptingとSoft Tissue Discolorationのフィロソフィは日本のインプラント補綴にはほとんど存在しないコンセプトであり、一部のインプラントロジストの間のみで評価されて

シンポジウム　デジタルデンティストリーの進化と検証

Aadva Esthetic Abutment を応用した症例（症例1-a〜c）

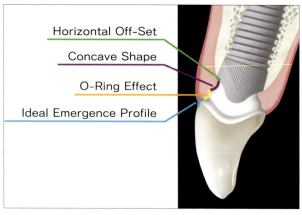

図4　筆者が考案し、ジーシー社とパテントを取得したAadva Esthetic Abutment。

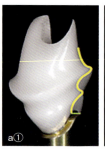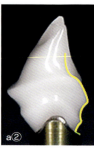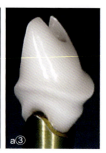

症例1-a①〜③　アバットメントポストにAadva Systemで製作したジルコニアアバットメントを合着したハイブリッドアバットメント。Subgingival Contourをインプラント嵌合からHorizontal Off-Set、Concave Shape、O-Ring Effect、歯肉縁下からの理想的なEmergence Profileを付与した周囲歯周組織の安定を考慮してデザインされたアバットメント。

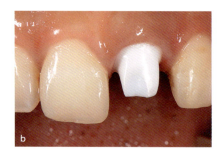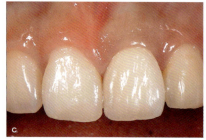

症例1-b　口腔内にアバットメント装着。

症例1-c　最終上部構造体装着。（治療担当：南 昌宏先生）。

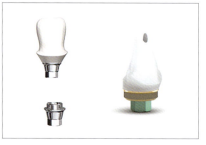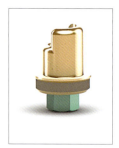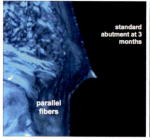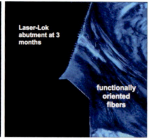

図5　インプラントボディとの嵌合をメタルで、そしてその上部をジルコニアで製作しボンディングしたアバットメントをZiハイブリッドアバットメントと言い、ポピュラーになってきている。

図6　ベースメントにレーザーロック加工を施したBioHorizon社製のTi-Base。

図7　レーザーロック加工されたアバットメント装着後3ヵ月でその表面に天然歯が持つ垂直的な結合組織と類似したfiberが形成されている（文献5より引用・改変）。

いた。しかし現在では、Anterior Esthetic Zoneでのインプラント治療においてなくてはならない要件に挙げられ、そのテクニックならびに使用材料も年々変化を遂げている。

現在、インプラント周囲軟組織の長期安定を図るため、筆者が考える理想のアバットメントに必要なクライテリアとして、インプラントボディとの嵌合様式は、①Horizontal Off-set、サブジンジバルカントゥアは②Concave shapeと③O-Ring Effect、そして歯肉縁下からの上部構造体とアバットメントの嵌合部からの立ち上がり形態は④理想的なEmergence Profileだと考えている（図4、症例1）。また、最近のCAD/CAMアバットメント加工用のチタンブロックもZiハイブリッドアバットメント（図5）用のTi-Base（図6）でも、特殊な表面加工が施されたコンポーネントが開発されている[5]。これらのパーツを用いたアバットメントはCellレベルで軟組織に対して天然歯牙と類似した結合組織が見られるため（図7）、このコンポーネントを使用したアバットメントはその設計デザインにおいてもまた、サブジンジバルカントゥアへのコンセプトを激変させたと言える（症例2）。

Implant Digital Dentistry 成功の鍵

前歯部のインプラント補綴に CAD/CAM アバットメントを応用した症例（症例2-a〜n）

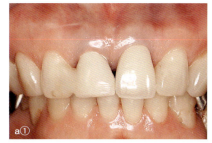
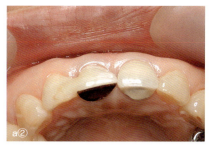
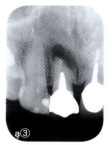

症例2-a①〜③　術前の正面観、咬合面観、デンタルX線写真。根尖病巣により抜歯後即時埋入を選択。

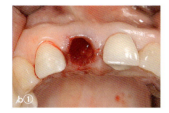
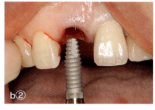
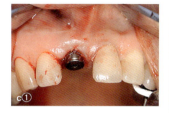
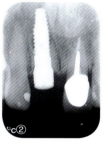

症例2-b①、②　抜歯後、レーザーロック加工されたインプラントボディーを埋入。

症例2-c①、②　インプラント埋入、ヒーリングアバットメントを装着後、X線写真で確認。

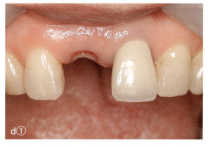
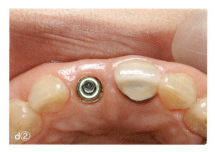

症例2-d①、②　一次外科手術後3ヵ月、ヒーリングアバットメント撤去時のインプラント周囲歯周組織の状態。健全な状態を呈している。

症例2-e　術後1ヵ月。プロビジョナルレストレーションにより Soft Tissue Sculpting を行う。装着後1ヵ月で健全な歯周組織と理想的な Subgingival Contour を獲得している。

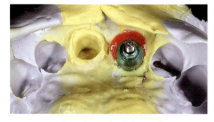
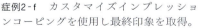
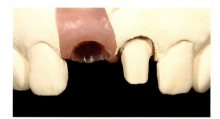
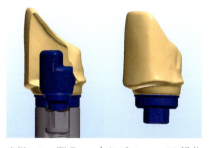

症例2-f　カスタマイズインプレッションコーピングを使用し最終印象を取得。

症例2-g　Soft Tissue Model を製作し、その Model に Scan Body を装着し専用モジュールがインストールされた3 shape Scanner でスキャンを行う。

症例2-h　Ti-Base 上にジルコニア部分のアバットメントデザインを行う。

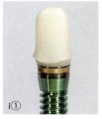
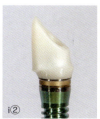
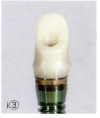

症例2-i①〜③　Ti-Base とジルコニア部分をセメント合着したレーザーロック Zi ハイブリッド アバットメント。

95

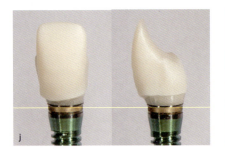
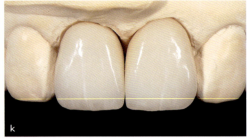

症例2-j 最終上部構造体のためのAnatomically Correct Framework。

症例2-k レヤリングポーセレンを築盛し、上部構造体を完成させる。

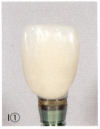
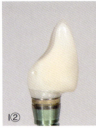
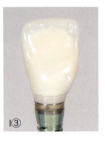

症例2-l①〜③ Final Restoration with Abutment。唇側、側方、舌側。

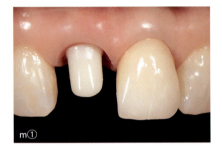
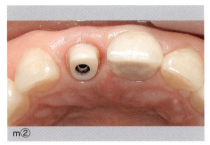

症例2-m①、② 最終アバットメントの口腔内装着。唇面観、咬合面観。

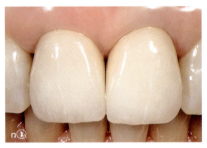
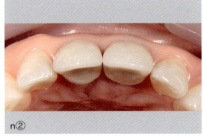
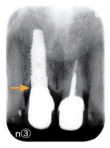

症例2-n①〜③ 術後1年。最終上部構造体装着1年後。唇側面観、舌側面観。③1年後の周囲硬組織は安定した状況を維持している。（治療担当：堀内克啓先生）。

最新CAD/CAM Implant Framework Designと使用マテリアル

近年、患者に対する外科的侵襲の軽減を図った治療、いわゆるMinimal Intervention Concept(MIC)が治療オプションとして定着するなか、インプラント埋入前外科（硬・軟組織造成術など）が排除されているため、歯槽堤が吸収している症例などに対して周囲組織、おもに軟組織部分を補綴的手法でLackしている部分を再建する方法が数多く行われるようになってきた（図8）。そのため、フレームワークデザインも多岐にわたりSubstructure、Superstructureにおいてもそのフレームワークデザインが独自の発展を遂げてきた[6]。使用材料に至っても陶材をはじめハイブリッドレジン、Heat & Cold Cure Resinなどがあり、症例に応じて材料を選択できるようになった。筆者も90年代後半からいろいろなフレームワークデザインを考案してきたが[7]（図9）、10年以上の考察の後、徐々に長期的に安定する補綴デザインが理解できるようになった。その一つの答えとして、口腔内をできる限り

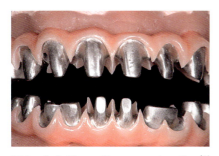
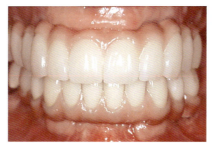
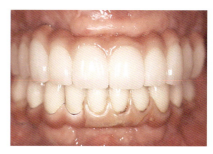

図8　Soft Tissue Reconstruction の一例。MIC が主流になってきた今日、補綴的に軟組織部分を再建する方法が多く取られるようになってきた。

図9　一口腔内に多数の補綴デザインを試みていた（文献7より／治療担当：Harel Simon 氏）。

図10　10年後の口腔内の状況。長期症例によりどういったデザインやマテリアルを使用すれば、補綴物が経年的に口腔内で健全に機能するかが見えてくる。

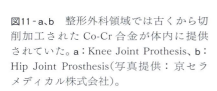
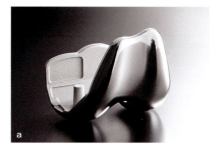
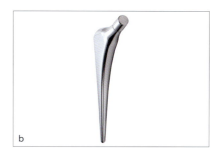

図11-a、b　整形外科領域では古くから切削加工された Co-Cr 合金が体内に提供されていた。a：Knee Joint Prothesis、b：Hip Joint Prosthesis（写真提供：京セラメディカル株式会社）。

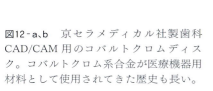
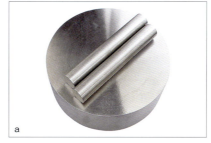
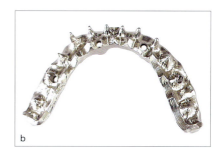

図12-a、b　京セラメディカル社製歯科 CAD/CAM 用のコバルトクロムディスク。コバルトクロム系合金が医療機器用材料として使用されてきた歴史も長い。

シンプルにすることで、補綴物の Complication を最小限に食い止められるということである（図10）。

したがって、その答えとして同じフレームワーク上に Tooth Color Material と Gingival Colored Material をレイヤリングし、Screw Retain Restoration にすることで長期に予知性のある安定した補綴が達成できるようになった。

インプラントコバルトクロム上部構造体の現在

歯科界ではコバルトクロムを長年に渡って鋳造材料として使用してきた。インプラント治療でも Subperiostel Implant として骨膜下に鋳造されたコバルトクロム製のインプラント体が使用されていたが、金属による為害作用から周囲硬組織が退縮、その結果補綴物の動揺が起こり、ほとんどのケースで口腔内から撤去を余儀なくされた。しかし同時期、医科領域でもコバルトクロムは生体内に使用されており、為害作用も最小限だと報告されていた。この理由を紐解いていくと、整形外科領域では鋳造体ではなく鍛造構造のブロックを CAM マシンなどでミリングし、体内に提供していたことが伺える（図11）。

現在、歯科領域でも CAD/CAM テクノロジーが発達したことで Substructure、Superstructure ともに生体親和性のあるコバルトクロムによる製作が可能になり（図12）、それらのフレームワーク上に陶材を築盛することで、より審美的で予知性のあるインプラント補綴が可能となった。またデザインのバリエーションも広がり、インプラントの補綴分野のほとんどで使用されるようになった（症例3）。

上下顎のフレームワークをCAD/CAMで製作したインプラント治療症例（症例3-a～n）

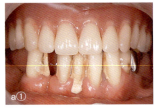
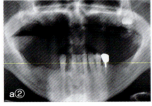
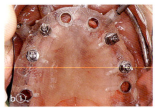
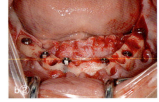

症例3-a①、②　術前口腔内写真およびパノラマX線写真。

症例3-b①、②　上顎はガイドサージェリーによるインプラント埋入、下顎は抜歯後即時埋入。

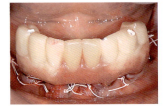
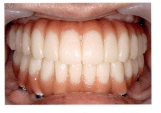
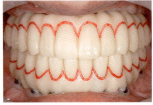
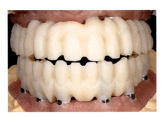

症例3-c　下顎にはインプラントプロビジョナルレストレーションを装着。

症例3-d　インプラント支持の2ndインプラントプロビジョナルレストレーションを上下顎に装着。

症例3-e　口腔内で調整された2ndインプラントプロビジョナルレストレーションをレジンフレームでデュープリケートし、最終補綴物に移行するため咬合関係から正中、歯冠長、歯頸線の確認を行う。

症例3-f　レジンフレームのカットバックを行い、フレームのスキャンを行う。

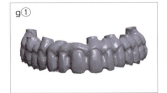
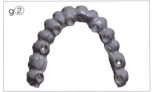
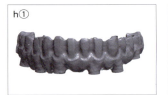

症例3-g①、②　上顎フレームワークの3Dデジタルイメージ。

症例3-h①、②　下顎フレームワークの3Dデジタルイメージ。

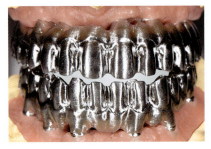
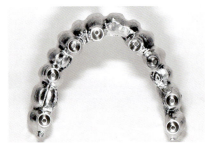
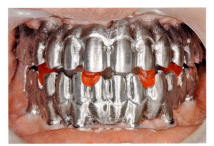

症例3-i　ミリングされた上下インプラントCo-Crフレームワーク。金合金で加工すると相当高額になる。

症例3-j　基底面観。ゴールドシリンダーを必要としないのでフレームワークのコスト削減が可能になった。

症例3-k　口腔内フレームワークTry-In。フィットの確認後バイトレジストレーションを採得。

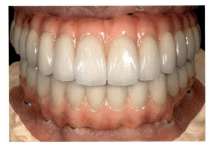
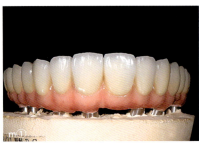
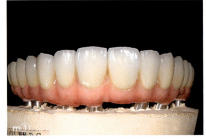

症例3-l　歯冠色ポーセレンおよびGingival Colored Ceramicをフレームワークに焼成し上部構造体を完成させる。

症例3-m①、②　Verification Model上で最終上部構造体のパッシブフィットの確認を行う。

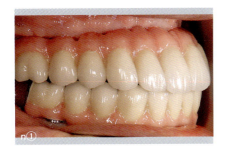
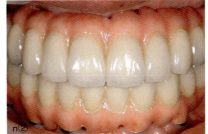
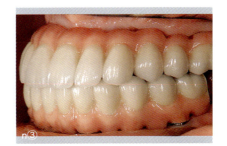
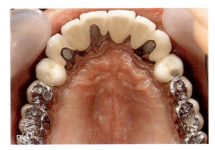
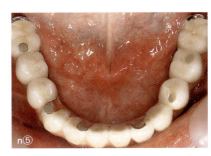

症例3-n①〜⑤　最終補綴物を口腔内に装着。正面観および側方面観、上下咬合面観（治療担当：夏堀礼二先生）。

まとめ

本稿では、CAD/CAMテクノロジーを使用したインプラント補綴物のおもにアバットメントと上部構造体フレームワークについての解説を行ってきた。Implant Dentistryにデジタルを絡ませることにより、術前の診査、診断の段階からより予知性のある治療計画を立案することができ、またデジタルイメージからの正確な形態や、咬合関係を最終補綴物に付与することも可能になった現在、マニュアルとは比較にならないほど再現性にすぐれた治療を行うことができるようになってきている。

しかし、術者が経年的に口腔内で機能を果たす補綴物デザインを理解し、Maintenance abilityも考慮した補綴物を患者に提供しなければ、インプラント治療のComplicationで近年特にフィーチャーされているインプラント周囲炎ならびに歯周炎などを発症し、結果的に下部構造の脱落までまねく事態となる。

したがって、真のLongevityのあるインプラント治療を達成するために、上記で述べた事項を元により一層の考察が必要である。

参考文献

1. 山下恒彦．ミニマルインターベーションコンセプトのインプラント治療における上部構造体製作の現在．In：細川隆司，春日井昇平（eds）．「補綴臨床」別冊 ミニマルインターベンションインプラント 患者中心の治療戦略ガイド．東京：医歯薬出版，2007；64-73．
2. 山下恒彦．オッセオ・インテグレーテッド・インプラントにおけるNon-Segmentedアバットメント（UCLA Type）を使用しての補綴的アプローチ．QDT 1993；18(11)：70-84．
3. 山下恒彦, Baldwin W. Marchack, Christopher B. Marchack. インプラントを用いた審美修復の米国西海岸におけるトレンド—1．補綴的観点から見た軟組織マネージメントの潮流—．Quintessence DENT Implantol 1997；4(6)：59-73．
4. 山下恒彦, Baldwin W. Marchack, Christopher B. Marchack. インプラントを用いた審美修復の米国西海岸におけるトレンド—2．"Esthetic Zone"におけるインプラント審美補綴、Soft Tissue Discolorationへの対応法—．Quintessence DENT Implantol 1998；5(1)：57-72．
5. Nevins M, Kim DM, Jun SH, Guze K, Schupbach P, Nevins ML. Histologic evidence of a connective tissue attachment to laser microgrooved abutments: a canine study Int J Periodontics Restorative Dent 2010；30(3)：245-255．
6. Bahat O, Fontanesi FV. Complications of grafting in the atrophic edentulous or partially edentulous jaw. Int J Periodontics Restorative Dent 2001；21(5)：487-495．
7. Sadan A(ed). QDT 2002: Quintessence of Dental Technology, Volume 25. Chicago: Quintessence, 2002.

CAD/CAM Technology and Handicraft

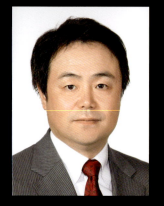

中島清史
（KNデンタルラボラトリー）

●略歴
1984年　茨城歯科専門学校卒業
1988年　征矢歯科医院勤務
1996年　K・Nデンタルラボラトリー開業
2006年　(有)KNデンタルラボラトリー
現在、OJ会員、日本口腔インプラント学会会員、日本顎咬合学会会員

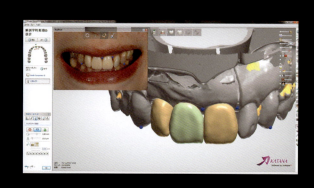

　近年、歯科界でのCAD/CAMの進歩は目覚ましいものである。ラボでのスキャナー（CAD）普及率も大幅に増え、大手メーカーやCAMセンターにアウト送信すれば、ジルコニア・コバルト・チタンのフレームやアバットメントが補綴物として送られてくるのがごく当たり前の時代になった。しかし、すべてのメーカーがオープンシステムになっているわけではではないため、ひとつのスキャナーだけでは対応することができず、その結果複数のスキャナーを持たなければならないのが現状である。特にジルコニアに関しては、大手メーカーの規約で本数やカラー・フレームの形態に制限があり、さらに材料においても、そのメーカーが取り扱っているジルコニアプレートのみでしか製作することができない。だが本来は、臨床ケースに最適なジルコニアをメーカーを問わず選択し製作すべきではないだろうか。ここ数年、卓上型の加工機（CAM）が各メーカーから市販され、小規模のラボでも購入可能となり、マテリアルの種類によっては内製が可能になった。

　そこで今回は、卓上型5軸の加工機（ミリングマシーン）を使用し、チタン・コバルトより生体親和性が良いとされているジルコニアに焦点を当て、イットリア系ジルコニアとさらにそのジルコニアよりも1.8倍の破壊強度と3倍の靱性値を持つナノジルコニアを臨床でどのような行程でCAD/CAMとハンドメイドを融合させ製作しているかを解説したい。

現在5軸の卓上型加工機で製作可能なマテリアル

　現在、卓上型加工機で加工可能なマテリアルには、ワックス・PMMA・ハイブリッドレジン・ジルコニア・ナノジルコニアなどがある。今回使用した加工機は、注水

CAD/CAM Technology and Handicraft

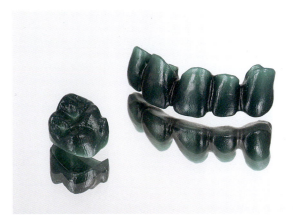

図1　ワックス。

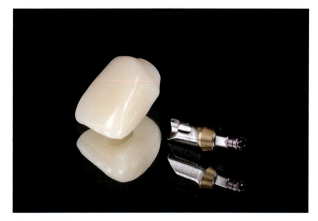

図2　PMMA。

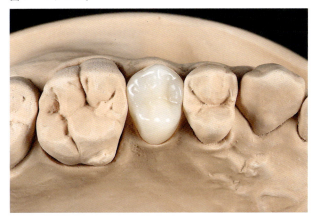

図3　ハイブリッドレジン。

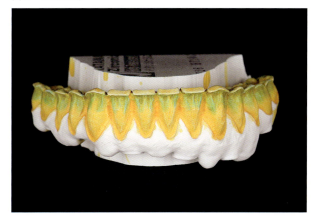

図4　加工後、焼結前のジルコニアフレームに浸透型ステインを塗布し色付けをする。

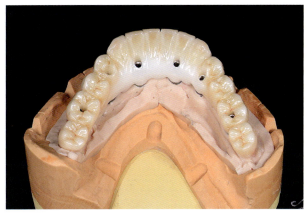

図5　唇側、頬側のみポーセレンを築盛し完成させる。咬合面は浸透型のステインのみで色のリアル感は十分可能でポイントとブラシで研磨し完成させる。

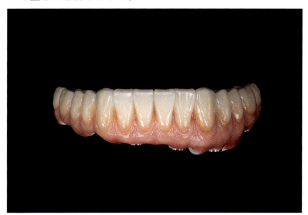

図6　完成させたジルコニアスクリュー固定上部構造。

下での製作は不可である。ワックスは各メーカーから色・硬さ・粘りなどの違ったさまざまな種類が販売されているが、クラウン・診断用ワックスアップ・金属床用フレームといった使用目的に合わせ選択すればよい（図1）。PMMAは通常の即重レジンと違い物性もよく、インプラント上部構造や審美性を重視したPRなどに使用している。歯肉に対して優位性が大きいことや、製作時間を短縮できることなどが理由である（図2、3）。ジルコニアプレートも同様に、数多くのメーカーから多数販売されており、ビッカース硬さ・曲げ強度・透過性色などの違いによる種類、また加工機での削りやすさやマージンがチッピングしにくいこと、着色の違い、さらには焼結後の適合の違いなどがあるため選択肢は多岐にわたる（図4〜6）。そこでイットリア系ジルコニアで硬さ・

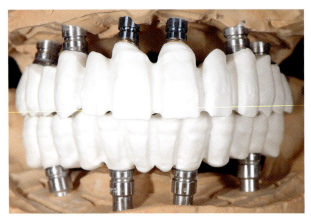

図7　ナノジルコニアの加工も可能になりフルマウスなどの適合も良好である。

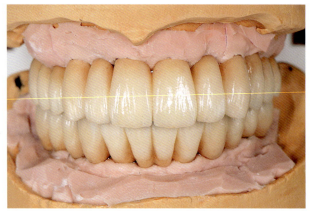

図8　ナノジルコニアはフレームが単色で不透明なので、オペシャースデンチンとインターナルステインを使用し、透過性をコントロールした築盛の配慮が必要である。

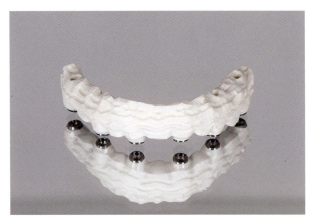

図9　床用レジンと人工歯を使用するタイプのナノジルコニアフレーム。

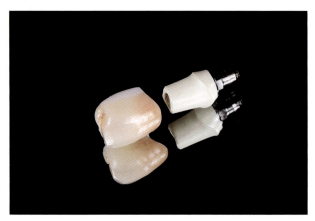

図10　イットリア系のジルコニアより1.8倍の破壊強度と3倍の靱性値を持つため小・大臼歯にも十分に使用可能である。

　曲げ強度に不安がある臨床ケースには、1.8倍の破壊強度と3倍の靱性値、そして特性劣化しない特性を持つナノジルコニア（パナソニック社製）が今後臨床に多く取り入れられるであろう。なぜなら、これまでのディスクはすべてが完全焼結のディスクであったが、加工しやすく操作性のよい半焼結ディスクが開発され使用可能になったからである。また、ラボサイドとしてはコバルト・チタン陶材よりもジルコニア陶材のほうが扱いやすく、リカバリーのしやすさ、また現在粘膜面や歯肉貫通部をチタンや床用レジン・ハイブリッドレジンで製作しているインプラントブリッジを生体親和性のもっともよいナノジルコニアに変えることができるからである（図7、8）。そして、比重もコバルトの約半分でチタンとほぼ同等なので患者さんにとっても優しい（図9）。また、白歯には難しいとされていたイットリア系のジルコニアをナノジルコニアに変えることで臨床の幅も増えた（図10）。しかし、当然オープンシステムのCAD/CAMでなければこのようなことはできない。だからこそ、さまざまなマテリアルの中から歯科医師・患者さんの要望、そして臨床ケースに合うもっとも良いと思われるマテリアルを選択することが重要でないかと考えている。そして今後より透過性の強いジルコニアやピーク材などが発売されるであろう。それによって1メーカーのみのマテリアルでの対処は難しいと考えている。その中でCAMソフトがもっとも重要なポジションをしめる。なぜなら、マテリアルの種類によってテンプレートを製作しなければならないからである。このテンプレートとは加工する材料によってどのエンドミルを選択し、加工のピッチ・送り速度・削り残しなどをどのように加工機に命令し動かすかのライブラリーである。これを歯科技工士と一緒にプログラマーが製作することが重要なカギになることは間違いない。

ナノジルコニアアバットメントとカラーリングによるジルコニア症例（症例1-a〜j）

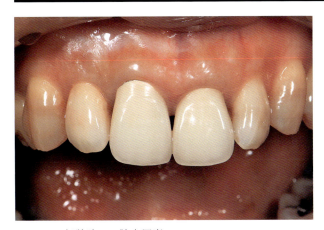

症例1-a　初診時の口腔内写真。

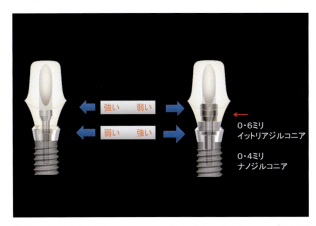

症例1-b　フルジルコニアタイプはプラットフォーム部が弱く、チタンベースとジルコニアの接着タイプは嵌合部が弱い。両方の特性を理解したうえで選択すべきである。

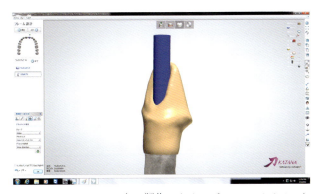

症例1-c　CADソフト上で製作したナノジルコニアアバットメント。

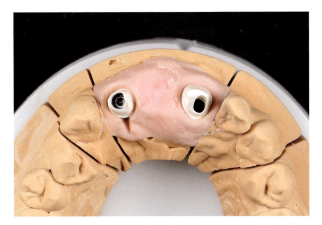

症例1-d　ナノジルコニアとチタンベースをマルチリンクハイブリッド（イボクラー社）で接着。今回は嵌合部と内冠側壁のクリアランスが少なくなかったが、ナノジルコニアだから可能になったケースである。

ナノジルコニアアバットメントとカラーリングによるジルコニア（症例1）

今回、供覧いただくケースは<u>1</u>がカリエスになり、既存の<u>2</u>と<u>1</u>のインプラントジルコニアブリッジ、内冠はナノジルコニアを使用したケースである（症例1-a）。2ピースのジルコニアアバットメントの欠点としてスクリュー部分の嵌合部付近が強度不足で破折しやすいため、イットリア系は最低0.6mm、ナノジルコニアは0.4mmの厚さを確保することが推奨されている（症例1-b）。内冠のプラットフォームからのカウンターの形態を重視した結果、イットリア系のジルコニアではスペースに不安要素があった。そこで、チタンより色合い・生体親和性の良いナノジルコニアアバットメント（チタンベースとナノジルコニアを接着する）を選択した（症例1-e）。製作方法はチタンベースのライブラリーがソフトにインプットされておらずダブルスキャンでナノジルコニアを加工（症例1-c）、焼結させ（症例1-d）、外冠はバーチャルで製作するため前準備として口腔内のスマイルの写真・顔貌・PRのマルモ・支台模型・対合歯が必要である。その模型と写真をCADに取り込みフレームの設計

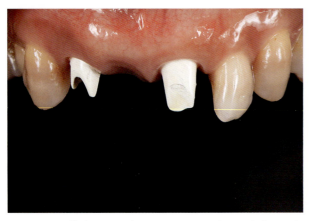

症例1-e　口腔内にナノジルコニアアバットメントをセット。歯肉貫通部の不自然な色合いは見受けられない。

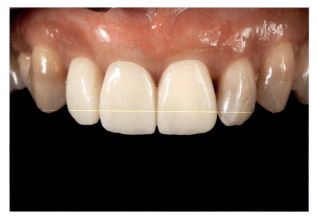

症例1-f　プロビジョナルレストレーション装着時。

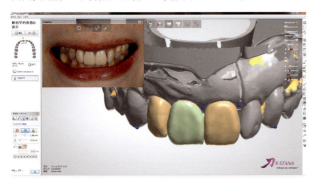

症例1-g　粘膜、形態が整った現在のプロビジョナルレストレーションの模型と口腔内の写真をCADソフト上でマッチさせる。

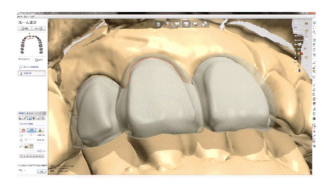

症例1-h　CAD上でのカットバック。

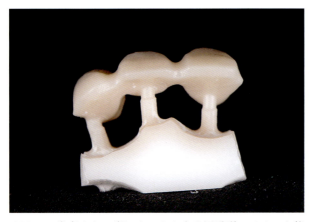

症例1-i　患者さんの歯にもっとも合う浸透型ステインを使用し焼結させる。

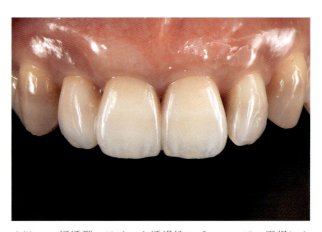

症例1-j　浸透型ステインと透過性のジルコニアの選択により簡単な築盛で天然歯にマッチさせることができる（治療担当：石川歯科・石川知弘先生）。

をする（症例1-g）。少数欠損であれば作業時間の短縮にもなり、実際の患者さんの歯とマッチさせることができ、患者さんの口腔内の状態をリアルに再現し見ることができる。また、ダブルスキャン方式より、バイト・カットバックの量・マージンの再現性などは良い（症例1-h）。そのため、リアルビュー（3shape）は少数欠損な

どでの使用は優位性を感じている。今回のポイントとして、透過性がある無色のディスクを選択し、そこで天然歯にもっとも近い色合いを選びカラーリングしシンタリングファーネスで焼結することで、その後の色を合わせのための複雑な陶材築盛をすることなく天然歯にマッチさせることが可能になる（症例1-i）。

CAD/CAM Technology and Handicraft

スクリュー固定によるジルコニアインプラントブリッジ症例（症例2-a〜i）

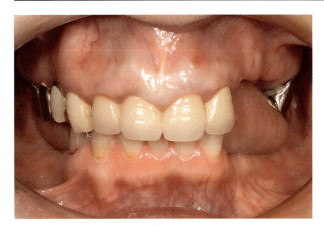

症例2-a　初診時の口腔内写真。

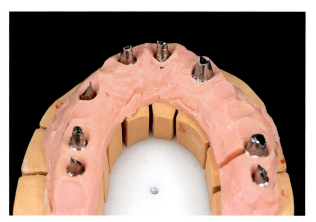

症例2-b　ジルコニアとチタンベースを接着、挿入方向を合わせるためチタンベースとカスタムアバットメント（3と7）をミリングした。3本のポンティックのため接着の面積をより多くし強度にも耐えうるよう3、7はカスタムアバットメントで対処した。

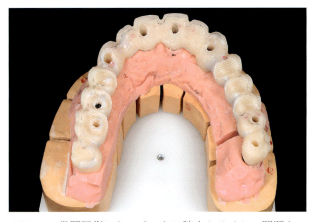

症例2-c　歯間回復したレジンを口腔内トライし、問題ないことを確認してからカットバックする。

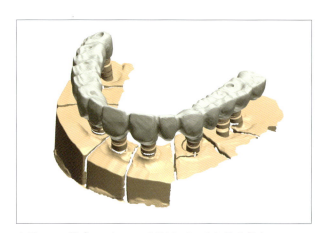

症例2-d　ダブルスキャンでCADソフトに取り込む。

スクリュー固定によるジルコニアインプラントブリッジ（症例2）

　現在、ジルコニアによるスクリュー固定ブリッジは、大手のCAMセンターの数社しか製作することができない。しかし、5軸の卓上型加工機を使用することでアクセスホールも開けることが可能で良好な適合を保持できる。現在、まだバーチャルでのフルマウスは確実なクリアランスのスペース確保や複雑な形態の再現など容易でない。また、一度レジンで回復した歯牙形態でバイト・スマイルライン・清掃性をチェックし確認してから製作するダブルスキャン方式をとっている（症例2-d）。そし

表1 代表的なシステムにおけるフレームの最低限の厚みおよび連結部の断面積

商品名	フレームの厚み (単冠、mm)		ブリッジ連結部の断面積 mm²		メーカー
	前歯部	臼歯部	前歯部	臼歯部	
KATANA ジルコニア	0.4	0.5	7〜9	9	クラレノリタケデンタル
LAVA Plus ジルコニア	0.3	0.5	7〜10	7〜12	3M ESPE
Cercon	0.2〜0.4	0.2〜0.4	6	9	デンツプライ三金
CARES	0.5	0.5	9	9	ストローマン
Aadva	0.4	0.4	9	12	GC
ZENOTEC System	0.4	—	4〜12	9〜18	Wieland
Procera	0.6	0.6	6〜9.4	6〜9.4	ノーベルバイオケア

各メーカーのジルコニアの基準となる厚さ、断面積表（渡邊郁哉、大久保力廣、陸　誠（編著）．いま知っておきたいジルコニアの守備範囲．東京：医歯薬出版，2014：44. より引用・改変）．

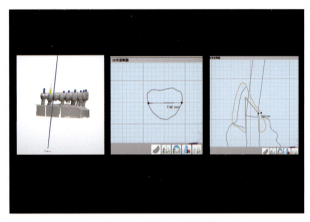

症例2-e　メーカー表をみて厚さ、断面積をソフト上で計測、計算し、設計する。より安全を考慮し通常メーカー基準より1.5倍以上の数字で製作する。

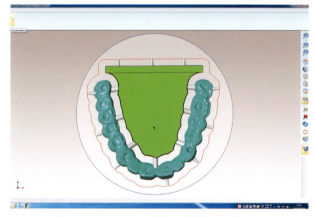

症例2-f　焼結するための口蓋部の形態やサポートピンの位置を決め、CAMソフトでNCプログラムを計算し加工に取りかかる。

て、もっとも重要なことは連結部とアクセスホール部の強度の確保である。CADソフト上で計測し断面積を計算することでより破折しにくいジルコニアインプラントブリッジの製作ができる（症例2-e）。CAMソフト上でイットリア系のジルコニアで強度を確保することが困難だと判断した場合はナノジルコニアに移行し対処することができる。

そして加工の最大のポイントは、そのジルコニアに合ったテンプレートとCAMソフトにより加工の良し悪しが決まる。またアーチが大きく8本以上のインプラント、支台のケースは上顎の口蓋部、下顎は舌の部分のジルコニアの形態を考慮する（症例2-f）。

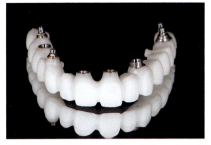

症例2-g　加工後、焼結、チタンベースを接着したスクリュー固定式ジルコニアフレーム。

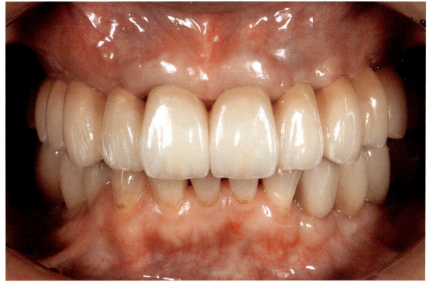

症例2-h　ジルコニアポーセレン築盛し完成、口腔内セット。(治療担当：石川歯科・石川知弘先生)

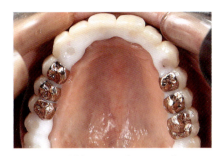

症例2-i　下顎もインプラントポーセレンのため、万が一何かトラブルが発生した時リカバリーしやすいようメタルで対処した。

まとめ

現在、CAD/CAMの進歩は目覚ましい。日本も海外と同様にオープン化が進みCAD/CAMを選べる時代になりつつある。

その中で私たち歯科技工士は使用できるマテリアルや目的、将来性でスキャナー・CADを的確に選択していく必要がある。特に私たち歯科技工士の無知だったCAMと加工機についてもっと勉強していかなければならない時代になったと思う。そしてCADソフトを自由に扱うことができ今までの経験・知識・技術が融合して初めて匠の補綴物の製作が可能になると考える。

最後になりましたが、今回ご厚意で臨床ケースを提示していただき、日頃よりお世話になっております石川知弘先生(静岡県開業)に深く感謝を申し上げます。

さまざまな最新器械を用いた Veneers 修復

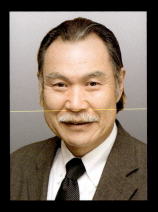

山﨑長郎
（原宿デンタルオフィス）

●略歴
1970年　東京歯科大学卒業
1974年　原宿デンタルオフィス 開院
現在、東京 S.J.C.D 最高顧問、S.J.C.D インターナショナル会長

はじめに

過去から現在に至るまで、さまざまなオール・セラミックスのシステム・マテリアルが開発・研究され、マーケットに数多く提供されてきた。現在、修復治療の分野ではコンポジットからジルコニアまで従来の方法からCAD/CAM を応用し、より簡便になされている。

今回は、これらをふまえて日本における修復・補綴治療の今までの潮流を振り返りながら、MI の概念に沿ったP.L.V. 修復の有意性を述べ、またその形成の留意点と順序をあわせて解説する。この MI 治療に必要不可欠なツールはマイクロ・スコープである。マイクロ・スコープは従来の修復治療における形成のクオリティーを著しく向上させた。すなわち、形成されたマージンと修復物の界面封鎖による適合精度を飛躍的に高めた。このことにより、修復物の辺縁からのリケージを防止し、その維持性と予知性を確固たるものとした。

現在では、ピエゾを用いることにより、さらに精度を向上し、より高い予知性もたらしている。最後にこれらのツールをすべて使用した、現在のデジタルデンティストリーの最先端について症例を通して解説してみたい。

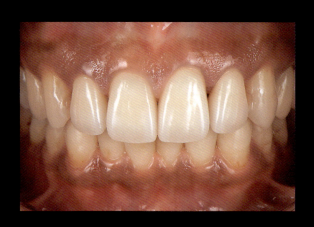

図1　YAMAZAKI の分類（マテリアルセレクション）。MI の概念に基づいて修復に際しては、Class I から可能性を最初に探らなければならない。

Class II；Veneers の変遷（症例1-a～5-o）

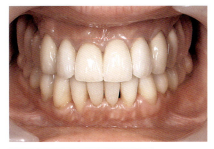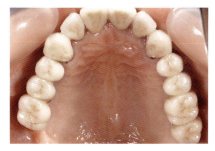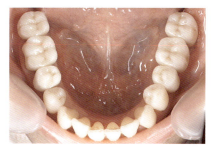

| 症例1-a | 症例1-b | 症例1-c |

症例1-a～c　P.F.M.クラウン1994年当時。1994年以前は修復・補綴治療のマテリアルはそのほとんどがP.F.M.を使用されていた。臼歯部にインプラントを使用したフルマウスリコンストラクション。

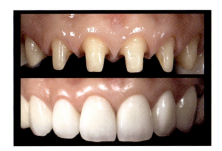

症例2-a、b　All Ceramicsクラウン1998年当時。最初のアルミナ（プロセラ）を用いた症例。現在12年経過しているが問題は起きていない。

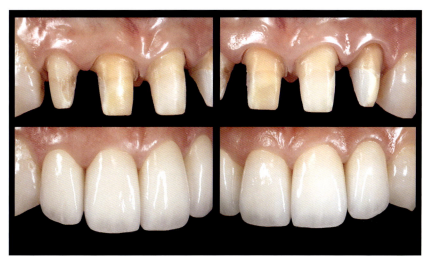

症例3-a～d　1999年当時、同じくプロセラ。システムを用いたオールセラミック・クラウンにより審美性が得られた。

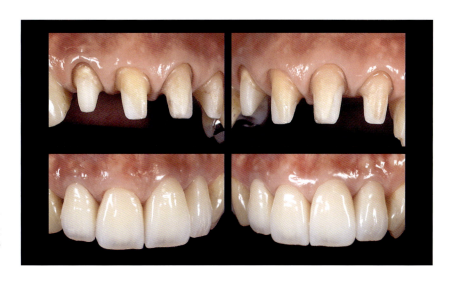

症例4-a～d　2002年当時、プレス・セラミック（エンプレス・エリス）を用いたオールセラミック・クラウン。歯周との調和に注目したい。

シンポジウム　デジタルデンティストリーの進化と検証

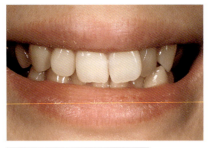
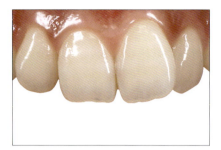
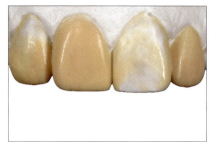

| 症例5-a | 症例5-b | 症例5-c |

症例5-a〜c　初診時口腔内。歯の不揃いが見られる歯軸・傾斜が著しい。診断用ワックス・アップにより修正を行う。

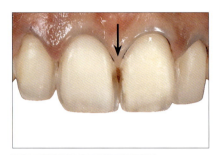
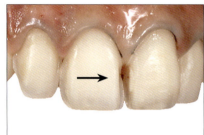
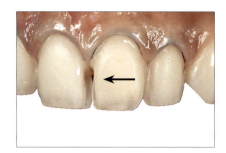

| 症例5-d | 症例5-e | 症例5-f |

症例5-d〜f　P.L.V. にて修復可能と判断し形成を行う。形成時、隣接面を薄深くし歯軸の修正を計る。

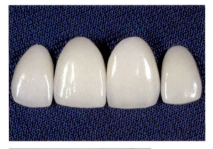
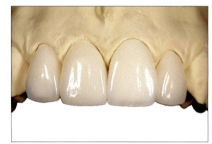
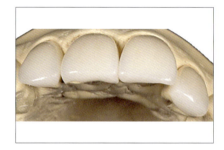

| 症例5-g | 症例5-h | 症例5-i |

症例5-g〜i　長石系ポーセレンによる製作。模型に収め適合を確認する。

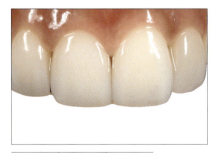
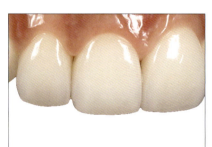
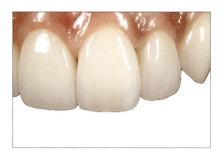

| 症例5-j | 症例5-k | 症例5-l |

症例5-j〜l　P.L.V. の口腔内装着時。予想以上に審美性が獲得された。

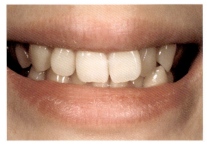
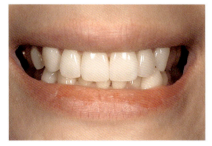
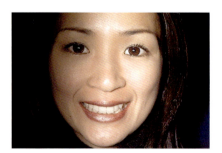

| 症例5-m | 症例5-n | 症例5-o |

症例5-m〜o　初診時と装着時の比較。歯軸の補正がうまくなされた。顔貌とも調和した。

マイクロスコープを用いた Partial Veneers 修復（症例6-a～l）

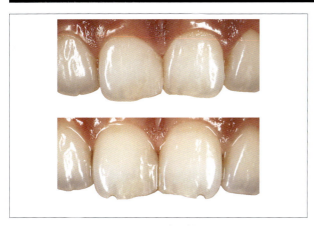

症例6-a、b　マイクロ・スコープを利用したウルトラ・シンベニヤの形成順序。遠心切端に1mmのディプスカット。

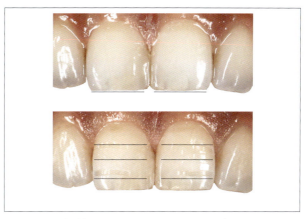

症例6-c、d　切端のバット・ジョイントの付与。唇面両遠心に3本の0.3mmのディプスカット。

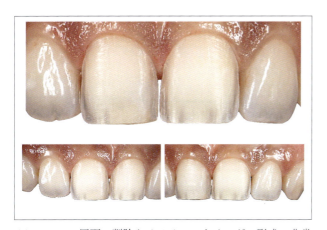

症例6-e～g　唇面の削除とラテラル・ウイングの形成。非常に薄い形成に注目。

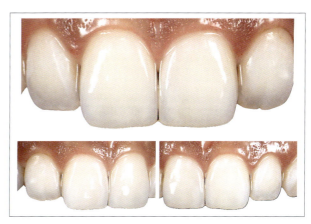

症例6-h～j　装着時。レンズ・エフェクトにより天然歯と同様な色調が再現された。

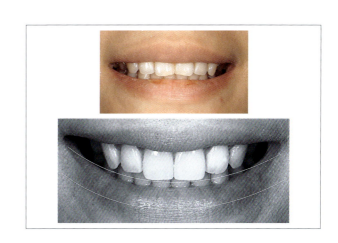

症例6-k、l　術前。スマイル・ラインは逆カーブしている。術後。口唇とスマイル・ラインが同調している。

マイクロスコープを用いた Full Veneers 修復1（症例7-a～e）

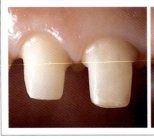 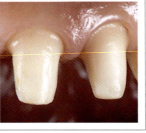

症例7-a、b　マイクロ・スコープを用いた4前歯の形成時。細部にわたり形成がなされている。

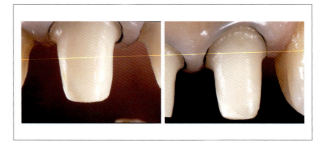

症例7-c、d　印象時。圧排コード挿入時。コードの状態を確認できる。

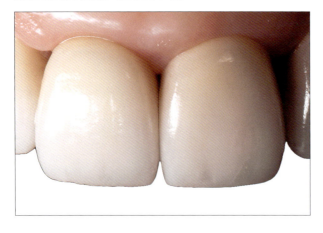

症例7-e　P.F.M.装着時。ポーセレン・マージンの良好な適合がうかがえる。

マイクロスコープを用いた Full Veneers 修復2（症例8-a～d）

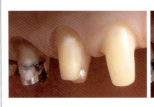 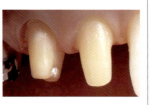

症例8-a、b　マイクロ・スコープを用いた5～3の形成。同様に細部にわたる形成ができた。

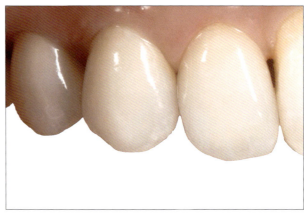

症例8-c　同形成時。歯肉を傷つけていないことに注目したい。

症例8-d　ポーセレン・マージンのP.F.M.クラウン装着時。良好な適合がうかがえる。

さまざまな最新器械を用いた Veneers 修復

ピエゾを用いた上顎審美部位支台歯形成（症例9-a〜q）

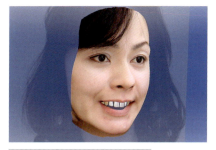
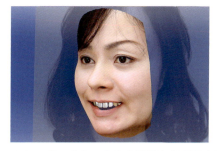
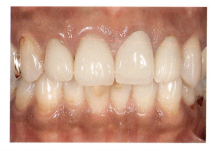

症例9-a 症例9-b 症例9-c

症例9-a〜c　セレック・オムニカムの顔貌から立案する歯の形態を示す。初診時。不適合なクラウンが装着されている。

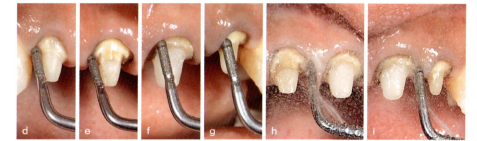

症例9-d〜i　形成用ピエゾを用いた4前歯の支台歯形成。歯肉縁下深いマージンでも出血しない。

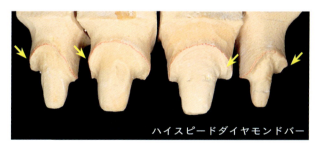
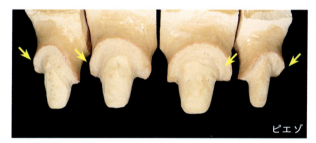

症例9-j,k　ハイスピードダイヤモンドバーの形成時の模型とピエゾ形成時の模型比較。ピエゾ使用は遊離歯質がきれいに消失している。また、マージンの平坦化もなされている。

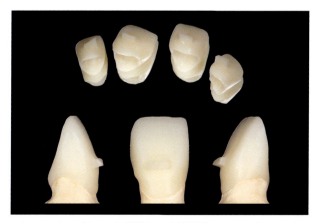
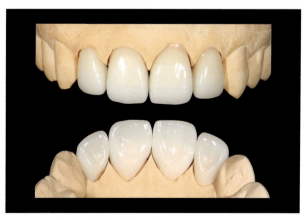

症例9-l　CAD/CAMを利用して3層構造のM.R.P.（Microfiller Reinforced Polyacrylic）による長期間使用のProvisional Restoration。

症例9-m　完成し模型に納められたP.R.。

シンポジウム　デジタルデンティストリーの進化と検証

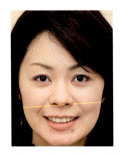
症例9-n　セレック・オムニカムにより顔貌と調和したP.R.。

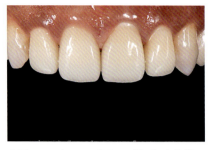
症例9-o　クローズアップした4前歯。スリーレイヤーのブロックは審美的にすぐれている。

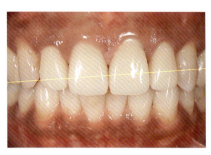
症例9-p　口腔内の他の歯との色調が上手く表現された。

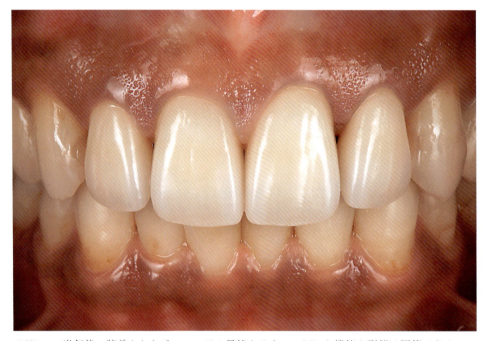
症例9-q　半年後。装着されたジルコニアの最終クラウン。P.R.と機能と形態は同等である。

まとめ

　審美修復治療は、今後さらに研究・開発が加速度的に進むことは間違いない。しかしながら、治療のクオリティーがあるレベルに達していないと、かえって治療過誤になってしまう。今回述べたように、過去から現在に至りさまざまなシステム・マテリアルがマーケットにデリバリーされてきたが、いくつかは消えてしまっている。

　それゆえ、われわれ歯科医師は慎重に注意深く、これらシステム・マテリアルの予後を見守っていかなければならない。それをふまえて、さまざまな要因からわれわれ歯科医師は前進して治療の質を高めていかなければ取り残されていく。また、歯科技工士サイドにおいてはデジタル化することにためらいを持つ人びとも少なくない。

　経験側から私見を述べると、CAD/CAMを含めたデジタルデンティストリーは三次元的・四次元的に修復・補綴治療を分析・製作する将来性がもっとも高い分野であることは間違いない。

　そのことを認識し、従来方法とうまく併用して利便性を享受していくべきであろう。

歯科衛生士
セッション

木村麻弥／木村洋子
藤本和泉／林　美穂

医院で取り組むインプラント治療
―インプラントコーディネータ導入でシステムを改善―

木村麻弥、木村洋子
（マロ・クリニック札幌）

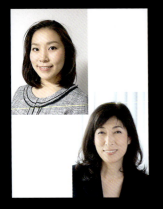

●木村麻弥・略歴
2001年　池見札幌歯科衛生士専門学校卒
2011年　日本デンタルインプラントコーディネータ認定
現在、マロ・クリニック札幌勤務、日本歯周病学会認定衛生士、日本口腔インプラント学会専門衛生士

●木村洋子・略歴
1983年　九州大学歯学部卒業
2011年　社団法人日本デンタルIC協会設立、会長就任
2013年　マロ・クリニック札幌院長就任
現在、OJ正会員、日本口腔インプラント学会専門医、日本歯科補綴学会、日本審美歯科学会、北海道SJCD会員

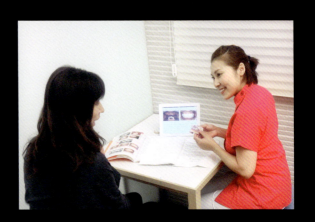

はじめに

　近年、マスコミによるインプラント治療に対する報道で、インプラント治療に対する患者の不安が高まっていると言われている。2004年のOJ 3rdミーティングで、「意思決定のためのインプラントコーディネータの役割について」の新潟細山歯科医院での取り組みについて発表があった（以下、インプラントコーディネータをICと表記）。IC導入により、患者は担当するICと信頼関係を結び、安心して説明を十分に受け、歯科医師は治療に専念できるという利点が紹介された。

　当院でも、患者との信頼関係向上のためにこのシステムを導入したいと考え、筆者は2011年に日本デンタルインプラントコーディネータ協会で認定資格を取得し、院内初のICとしてインプラント治療に関連する院内のシステムの改善を行ってきたのでその概要を報告する。

インプラントコーディネータとは

　ICとは、患者に第三者的な立場で、専門的な知識を持ってサポートする存在である（図1、2）。

　当院において、その仕事の概要は
・初回コンサルテーション（7つのステップ）
・治療計画後のコーディネート
・インフォームドコンセントと手術前説明
・外部との連携（医科、放射線科、歯科技工所、メーカーなど）
・手術準備（手術チェック表）、患者の管理（7つのカルテ）

であり、ICには以下に示す能力が求められる。
1．歯科治療、インプラント治療の知識
2．患者を知り、心理状態、理解度に配慮する
3．信頼関係の構築

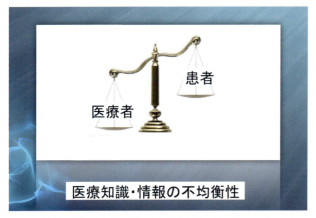

図1　患者の持つ医療知識・情報は医療者に比べて少なく、なにが正しいのかを知るには、サポートを必要とする。

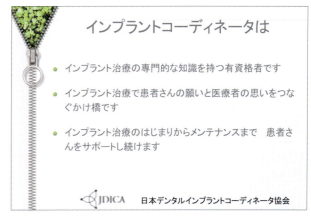

図2　2011年、細山　愃氏を最高顧問として設立された日本デンタルインプラントコーディネータ協会のICの定義。

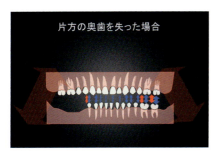

図3　1本の歯を失い、その隣接歯を失い、片方の奥歯で噛めなくなり……と欠損は進行していく。

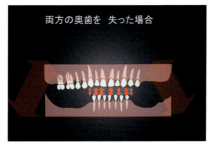

図4　片方の奥歯でばかり噛んでいると、そこにも無理がかかり、両方の奥歯を失う。すると前歯で支えきれず、欠損は一気に進行し口腔破壊を引き起こす。

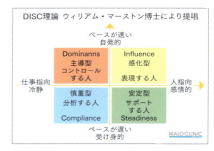

図5　DISC理論は人間を4つのグループにわけて見る方法。Dタイプは早さ、Iタイプは審美性、Sタイプは安心感、Cタイプは質と説明を重視する傾向にある。

4．コミュニケーション能力
5．情報管理能力―情報を集中する
6．書類の説明能力―わかりやすいことば
7．システムの整備
8．他科との連携
9．インプラント治療に関連する在庫器具管理
10．正直さ、誠実さ

　これらについて、具体的にどのようなスキルが必要か前述の1～3を例に以下に紹介する。

1．歯科治療、インプラント治療の知識

　まず歯科治療の必要性についても自分の言葉で話せることが必要である。歯の健康が全身の健康と結びついていること、また、歯を失うことは咬合破壊への道をたどることを理解してもらい、早期治療の重要性を知らせる（図3、4）。

2．患者を知り、心理状態、理解度に配慮する

　当院では、患者のタイプや要求度などに配慮し、それにあった対応を心がける。図5は、患者の性格を大まかに4つのタイプに分類する方法である。

　たとえば、DタイプはみずからコントロールするタイプであまりАの話を聞かず、早くすすめてほしいタイプ。Cタイプは慎重型で質問をレポートにまとめてくるようなタイプで、時間をかけた対応が必要となる。

3．信頼関係の構築

　患者と信頼関係を構築するためのスキルの一部を紹介する。

- ペーシング、ミラーリング、バックトラッキング：相手にあわせたテンポ、しぐさ、口調で話す
- 傾聴：相手の話を真剣に聴く。人は話を真剣に聴いてくれる人を信頼する。
- 承認：相手を認め、自分が相手を承認していることを相手に感じさせる。
- 同意の確認：説明を行う時など、必ず患者の同意を得てから行う。

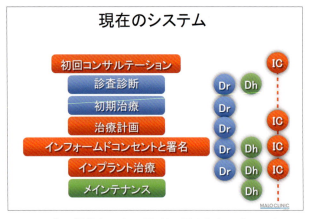

図6　一人の患者を一人のICが、初めからメインテナンスまで担当して信頼関係を結ぶことで、安心して治療ができるようになった。

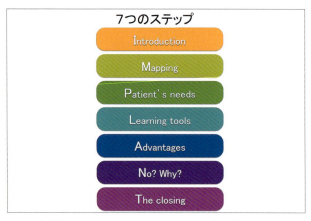

図7　初回コンサルテーションをスムーズに行うため、7つのステップを語呂合わせでIMPLANTとした。このステップに従い、約30〜45分でICが無料で行うようにしている。

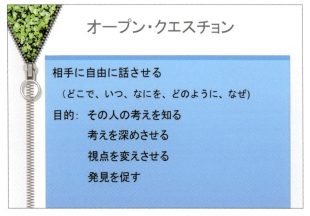

図8　オープン・クエスチョンは、自由に答えさせる方法で、その人の考えを知るのに役立つ。質問によって、考えを深めさせたり、新しい発見を促したりすることができる。

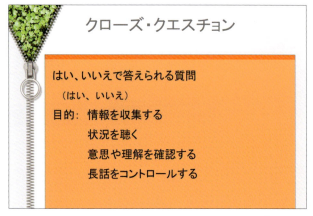

図9　クローズ・クエスチョンは、はい、いいえで答えられる質問形式で情報を収集するときに有効である。話が脱線したり、長話をコントロールするときにも使える。

ICの臨床での実践

インプラント治療を7つのプロセスに分けて考え、ICの仕事を説明する。

図6の赤い部分がICの仕事である。コンサルテーションは、診査診断時に歯科医師が行っていたが、他の治療に支障をきたすなどの問題があった。そこで、初回コンサルテーションとして、別枠をもうけICが担当することにした。覚えやすいように「I・M・P・L・A・N・T」の7つのステップに沿って行うことにした（図7）。

- Introduction：挨拶、当日の内容の説明
- Mapping：患者の性格のタイプが、DISC分析のどのタイプに当てはまるのかなどを検討する
- Patient's needs：質問表に従い、患者の希望や要求を聞く、オープン・クエスチョン、クローズ・クエスチョンを使い分け効率よく行う（図8、図9）。
- Learning tools：視覚的な資料を使っての説明。他の治療方法などとの比較や、インプラントの基本について説明（図10）。
- Advantage：その医院で治療することの優位性について説明する。担当医のキャリアや成功率、症例や院内の設備などの紹介を行う。
- No, why?：治療を選択することへの障害を知る。費用や、期間など。
- The closing：コンサルテーションのまとめと、次回の予約など。

その後、歯科医師による「診査診断」のプロセスを経て、「治療計画」が作成される。歯科医師から患者に対して説明が行われるときに、ICは同席する（図11、12）。

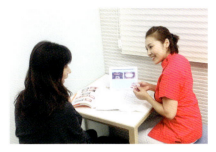
図10 対面より90°の角度が、緊張感が和らぐと言われている。当院では、初めての場合は対面でお話しするが、信頼関係が取れて来たら、早めに90°の角度で対応する。

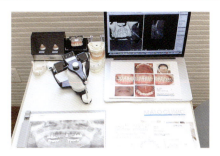
図11 ICも患者の情報を伝え、歯科医師治療計画を立案する。治療計画のプレゼンをする机の上の状態。CTの結果でのインプラント埋入計画、その他を使って説明する。

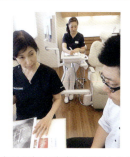
図12 歯科医師が患者に説明するときは同席して記録し、患者の反応を観察する。よく理解できていない、迷いがあることなどに対して説明後、ICがコーディネートする。

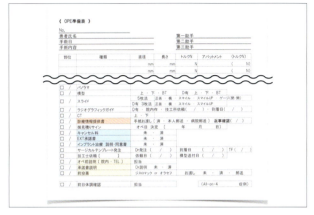
図13 この一枚で、予定インプラント体、資料、CT、診療情報提供書、お見積もりのサイン、インフォームドコンセントの署名、キャンセル料、抜歯承諾書、オペ前説明などがチェックできる。

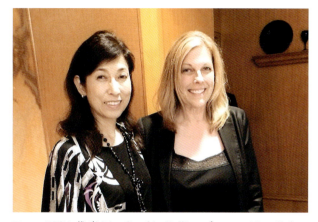
図14 DICA代表 Ms. Cynthia Bollinger（シンシア・ボリンジャー）と筆者（JDICA代表）。

　治療計画について歯科医師への質問などが終ったら、ICは歯科医師にかわり、意思決定のサポートをする。

　インプラント治療の希望が固まったら、「インフォームドコンセントと署名」で、全身状態など問題ないことを確認して、インフォームドコンセントの書式を説明し、同意を得て、署名をしてもらう。次に、インプラント手術の準備を始める。当院では、チェック表を一枚にまとめて、見落としやミスがないようにしている（図13）。

　インプラント治療後は、問題や心配などがあるたびにICが患者と面談する。

　各プロセスにおいて、中断や、計画作成など患者把握を行いやすくするために、カルテを7つに分けて管理、フォローしている。

まとめ

　ICを導入することにより、細かなシステムの改善が行われ、さまざまなミスを大幅に減らすことができた。

また、患者と十分に相談できることで、納得してインプラント治療を選択してもらうことができるようになった。また、歯科医師が説明に要する時間を大幅に削減することができ、治療により一層専念できるようになった。

アメリカのICと今後の展望

　アメリカでは、C. Bollinger女史が25年前からICの育成を行い、全米ですでに2,500名のICが誕生、インプラント治療には欠かせない存在となっている。今回、日本デンタルインプラントコーディネータ協会（JDICA）代表として、筆者（木村洋子）がアメリカでのインプラントコーディネータ協会発足にあたり、会議に参加してきた（図14）。

　専門医制が確立し、紹介制度が普及しているアメリカでは、ICは上記のような仕事に加え、マーケティング、紹介医院へ出向いての説明や教育活動など、多様な実践が見られた。日本のICも、将来的には、医院と患者双方にとってなくてはならない存在として、信頼向上の要となるであろう。

どこを診る、インプラントのメインテナンス

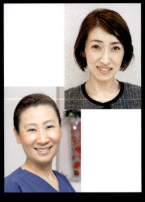

藤本和泉、林 美穂
（歯科・林美穂医院）

●藤本和泉・略歴
1991年 福岡医科歯科技術専門学校（現：博多メディカル専門学校）卒業
1991年 脇本歯科医院勤務
1998年 歯科・林美穂医院勤務

●林 美穂・略歴
1992年 日本歯科大学歯学部卒業
同年 九州大学歯学部歯科補綴学第一講座入局
1994年 ゲン歯科クリニック勤務
1998年 歯科・林美穂医院開院
2011年 日本大学松戸歯学部にて歯学博士号取得
W.D.C会長、JUC会員、近未来オステオインプラント学会会員・指導医

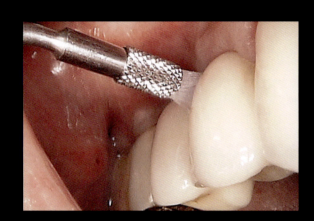

1. メインテナンスの診査

インプラントのメインテナンスを行う場合、歯科衛生士の経験に左右されないシステム作りが必要である。そこで、インプラントチェックリストを作成し、どの歯科衛生士が行ってもチェック漏れがなく同じようにメインテナンスが行える医院体制を構築する必要がある（124頁に図14インプラント診査項目表を掲載）。

1）インプラント周囲組織の診査
①視診

インプラント周囲粘膜の発赤や腫脹、排膿の有無、プラークや歯石の付着状態のチェックを行う。また、セメントリテインによる修復においては、セメントの残留の有無などをマイルドエアー下（強圧下のエアーは気腫を起こすことがあるため危険である）で確認する必要がある。なかには歯磨剤の残留成分により炎症を起こしている場合があるため、患者が使用している歯磨剤をチェックすることも重要である。経年的に周囲粘膜の退縮などが生じていないかもチェックしていく必要がある。

②触診

ストッパーを用いてインプラント周囲粘膜を軽く圧迫し、排膿や滲出液、縁下プラークの有無を確認する。この場合、色や粘調度をチェックすることも重要である。

③その他

天然歯を含む口腔内の清掃状態を、染め出しや位相差顕微鏡を用いてチェックしていくことは、患者のモチベーションアップを図るうえでも重要である（図1）。

2）上部構造の診査
①スクリューの緩み、動揺度の診査

上部構造をつなぐスクリューが緩んでいる場合、上部

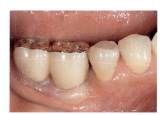
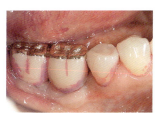
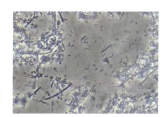
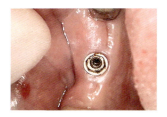
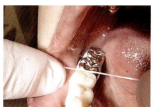
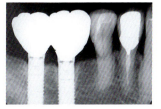
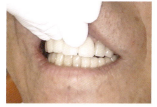

図1-a～c 染め出しや位相差顕微鏡を用いて、磨けていない部分をチェックしその原因を探り、患者の再モチベーションアップを図る。

図2 スクリューの緩みを生じたプラットフォーム。汚染されていることがわかる。

図3-a,b デンタルフロスとX線写真を用いてコンタクトポイントの離開度をチェックする。

図4 フレミタスのチェックを行い、歯科医師に報告する。

構造が動揺することがある。スクリューの緩みがプラットフォーム部へのコンタミネーションの原因になり、インプラント周囲に炎症をもたらす。また、インプラント体の破折の原因にもなるため、スクリューの緩みや上部構造の動揺を察知した場合はいち早く歯科医師に報告しなければならない（図2）。

②上部構造の破折やコンタクトポイントの診査

上部構造の破折は咬合力や咬合関係、パラファンクションなどが原因で生じる。それらがある場合は歯科医師に報告し、改善を図る必要がある。また、Daftary[1]やKoori[2]らの研究でもあるように、経年的にインプラントと天然歯間のコンタクトポイントが離開することがあるため、デンタルフロスによるコンタクトポイントのチェックを行う必要がある。コンタクトポイントの離開が生じた場合は歯科医師に報告し、清掃性に問題が生じたり、食片圧入などの症状がある場合は修復物のリペアや再製作が必要となる（図3）。

③フレミタスの診査

インプラント部だけでなく、天然歯においてもフレミタスのチェックを行う必要がある。咬合状態は歯科医師でないと診断はできないが、その前段階での診査として歯科衛生士がフレミタスのチェックを行い、歯科医師に報告することは、ダブルチェックの一環としてインプラントトラブルを防ぐうえで非常に有効である（図4）。

2. 歯科衛生士が行うプロフェッショナルケア

歯科衛生士が行うインプラントメインテナンスの目的は、インプラント周囲炎やその他のトラブルを早期に発見し予防することにある。そのためには、個々の患者に応じた、それぞれのインプラントの条件に最適なインスツルメントを用いた手技が重要である。また、メインテナンス時のプロフェッショナルケアを行うにあたり、まずX線写真を診てインプラントの埋入ポジションや上部構造の形態を確認し、そのうえでその時の状態に応じたメインテナンス方法を選択していくことも重要である（図5～10）。

プロフェッショナルケアに応じていただく、もっとも重要なポイントは"痛くない"ケアを行うことである。そのためにはテクニックセンシティブなメインテナンスワークをつねに心がける必要がある。

3. セルフケア指導のポイント

インプラント治療において、治療が終了してからのセルフケアが予知性を高めるうえで大変重要なことは周知の事実である。特に天然歯とインプラントとの違いを患者に説明し、患者が理解したうえで患者自身でのセルフケアを徹底していただく必要がある。しかし、患者の

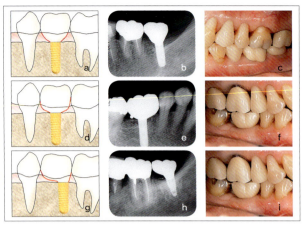

図5-a〜i プロフェッショナルケアを行うにあたり、インプラント埋入部位や上部構造の形態を事前にX線で確認し、メインテナンスを始める必要がある。

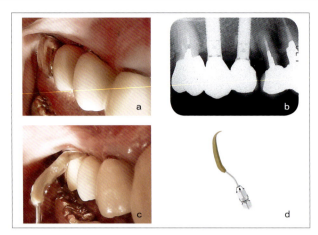

図6-a〜d 補綴の形態や埋入部位を観察し、適したチップを選択する。この症例においてはNSK Varios V-P12チップを選択。

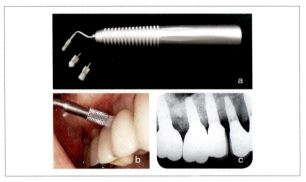

図7-a〜c ソニックブラシは上部構造の表面プラーク除去に有効である。ホルダーの金属部分が補綴物に当たらないように細心の注意を払う。

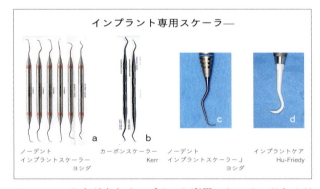

図8-a〜d さまざまなインプラント専用スケーラーがあるが、上部構造の形態、部位などにより使い分けている。

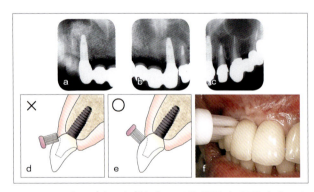

図9-a〜f インプラント部においてはGBRやCTGなど、どのような手術を行ったのかを把握し、歯肉のバイオタイプを考慮したうえで歯ブラシを選択し、当てる角度にも配慮する必要がある。

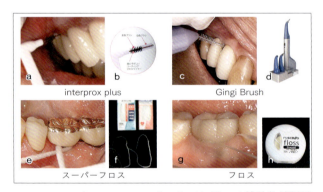

図10-a〜h プロフェッショナルケアに用いる補助的清掃器具。ワイヤー部が樹脂でコーティングされているものや洗口剤などを入れ振動させながら用いる歯間ブラシタイプなどがある。フロスはワックスレスのものを用いること。

人生においてセルフケアができなくなることも念頭に置きながら、将来起こりうる患者の状態に応じて歯科医師とともに対策を講じていかなければならない。要するに、歯科衛生士の果たす役割は患者の将来におよぶ人生を手助けする責任ある仕事である。歯ブラシの種類や補助清掃器具の選択などを患者任せにするのではなく、患者の経年的な変化や状態を診ながら歯科衛生士が選択し、処方していくこと、時にはご家族のご協力を仰ぎながら口腔ケアの重要性を広めていかなければならない。

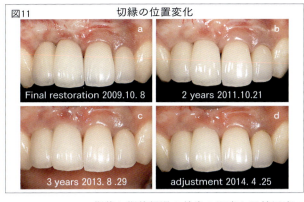
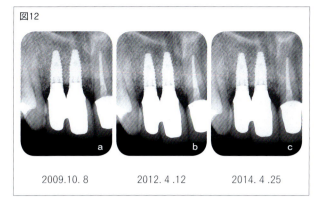

図11a〜d, 12a〜c　術後と術後経過の前歯の写真とX線写真の比較。インプラント部と天然歯においての経年的位置変化を確認できる。術後約4.5年で天然歯とクラウンの切縁を削合しバランスをとった。

図13a〜d　経年的にインプラント周囲の骨が垂直的に隆起している。このような変化は咬合力の強い患者でみられることがある。

4．インプラント治療における経年的変化

インプラントは天然歯と異なった経年的な変化を示すことも多い。その理由の一つにDaftaryら[1]は、成長が終わったとされる成人の顎骨においても継続的に顔面発育における変化が起こっており、咬合、隣接する天然歯とのコンタクト、最終的な前歯部での審美性の変化に関する問題を包含しているという研究もある。よって、術者である歯科医師と歯科衛生士はその変化を慎重に観察し、対応していく必要がある（図11〜13）。

おわりに

インプラント治療の成功は、治療終了時までの治療法や患者が健康な期間の評価だけではない。患者の長い人生を見据えたうえで、いかに患者のQOLに貢献し、快適に満足できる口腔内を維持できるかが真のインプラントの役割ではないだろうか。そのうえでも、超高齢社会の日本において、歯科衛生士の役割はより大きなものになってくることは間違いないであろう。今後のインプラントメインテナンスには、患者の人生を第一に考えるプロフェッショナル・スピリッツとプロフェッショナル・アイを持ってプロフェッショナル・ケアに取り組んでいく必要がある。

他院で行ったインプラント治療の口腔ケアを行っていかなければならない時代になってきたことも認識し、歯科界全体としてインプラントに対する知識と終末期の口腔ケアを周知していく必要があると考えている。

参考文献

1．Daftary F, Mahallati R, Bahat O, Sullivan RM. Lifelong craniofacial growth and the implications for osseointegrated implants. Int J Oral Maxillofac Implants 2013；28（1）：163‐169.

2．Koori H, Morimoto K, Tsukiyama Y, Koyano K. Statistical analysis of the diachronic loss of interproximal contact between fixed implant prostheses and adjacent teeth. Int J Prosthodont 2010；23（6）：535‐540.

歯科衛生士セッション

診査部位		上顎 7 6 5 4 3 2 1 1 2 3 4 5 6 7	下顎 7 6 5 4 3 2 1 1 2 3 4 5 6 7
リスク部位			
視診			
インプラント周囲組織の状態	問題あり		
	問題なし		
	腫脹・発赤		
	歯肉退縮		
	プラーク・歯石		
	出血		
	排膿		
	セメント取り残し		
	歯磨剤の残存		
触診			
ストッパーで圧接	問題あり		
	問題なし		
	痛み		
	違和感		
	排膿		
	滲出液		
	プラーク		
口腔衛生状態（天然歯含む）	良好・やや不良・不良		
口腔乾燥症の有無	あり・なし		
スクリューの緩み及びインプラント動揺度	あり・なし		
上部構造	問題あり		
	問題なし		
	チッピング		
	咬耗・摩耗		
コンタクト	問題なし		
	ゆるい		
その他項目			
フレミタス	問題あり 問題なし		
パラファンクション	あり・なし		
全身疾患	あり・なし		
服用薬	あり・なし		
その他特記事項			

図14 当院オリジナルのインプラントメインテナンスの診査項目表。どの歯科衛生士が行っても同様の診査を見落としなく行える。

おわりに

（五十音順）

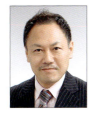

副会長　奥田裕司

　2014年度のOJ年次大会は「更なる治療価値の追求」をメインタイトルのもと開催された。今回から正会員による発表が行われ、4名の正会員によるレベルの高い内容の講演が行われた。このセッションは正会員の先生が年次大会で発表する機会を設けるとともに、OSCSCで講演する機会を広げる目的で始まった新しい企画である。

　今後も多くの素晴らしい発表が聞けることを楽しみに思う。

　シンポジウムではデジタルデンティストリー、歯科衛生士セッションではインプラントコーディネーター、インプラントのメインテナンスと、現在のトピックスである有益な講演が行われたが、残念なことに参加者が若干少なかった。このような素晴らしい内容の講演を、より多くの先生に聞いていただく広報活動にも力を入れる必要性を感じた。

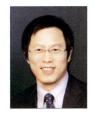

副会長　水上哲也

　日本人は熱しやすく冷めやすい国民であるとよく言われる。また、同時に大きく針が振れやすい国民でもある。大きな流行の波は大勢の人々を駆り立て、瞬時に引き潮のように引いてしまうのはよくあることだ。歯科医療の流れにもこの国民性は反映されているのかもしれない。

　多くの人々がこぞって関心を寄せたインプラント治療だが、現在では他のトピックに関心が移行しつつあるように感じられるのは私だけではないと思う。繁栄する分野には日陰の時代に挫けず努力してきた崇高な人々が必ず存在する。今の義歯やエンドの状況がしかりである。

　インプラント治療に取り組む若い先生たちのレベルが格段に向上していることは、まぎれもない事実である。その一方で、なぜか熱が引いたように感じてしまうことは悲しい現実である。大きく波打つ時代の流れに振り回されず中道を歩んで行くことの大切さを、今改めて痛感している。

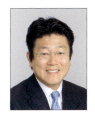

副会長　三好敬三

　2002年に第1回のOJ年次ミーティングがスタートして、早13回目となる。

　今回のテーマは「更なる治療価値の追求」であった。昨年2月のミッドウィンターミーティングで発表された上位6名の先生による会員発表と選抜された4名による正会員発表では、多くの問題提起と対処法を示された。

　2日目のシンポジウム形式による「デジタルデンティストリーの進化と検証」をテーマとしたセッションでは、インプラント治療における最新テクノロジーの活用方法が発表され、インプラントロジストにとって必要不可欠な内容となる印象的なセッションであった。

　2014年OJ年次ミーティングではこれからのインプラント治療が向かう方向性が見えたのではないだろうか。本書を通じて、安全かつ確実性の高い治療を実践するために必要な要素を吸収してもらいたいと思う。

国産初承認 β-TCP 歯科用骨再建材

吸収性歯科用骨再建インプラント材

ArrowBone-β-Dental™

アローボーン-β-デンタル

純国産

生体安全性の高い
骨置換型歯科用 高純度β-TCP

従来品とは全く異なる
機能と設計の画期的な骨再建材

- 賦形性：再建骨を必要な形状にする
- 置換性：自家骨に置換する
- 親水性：血液となじむ

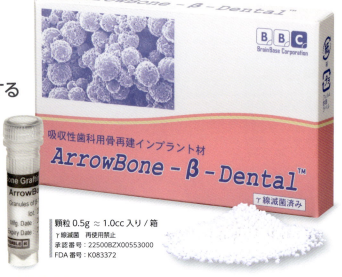

顆粒 0.5g ≈ 1.0cc 入り/箱
γ線滅菌 再使用禁止
承認番号：22500BZX00553000
FDA番号：K083372

ArrowBone-β-Dental は多孔質顆粒構造

これまでの骨造成材は、ブロック状のもので毛細血管が貫通しませんでした。
そこでブレーンベースの骨再建材 ArrowBone-β-Dentalは顆粒をブドウ状にしました。
顆粒をブドウ状にしたことで粒子の間に毛細血管が通り、血液を奥の奥まで供給し、完全に骨に置換することが出来るのです。

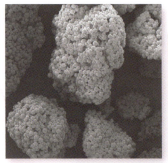
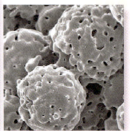
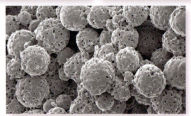

製造販売元 **株式会社ブレーンベース**

〒140-0014　東京都品川区大井1-22-13 米山第2ビル6階
TEL：0120-25-4929　　FAX：0120-4929-37
弊社ホームページをご覧ください　http://www.brain-base.com

簡単操作で高画質。超高性能モデルが11月に登場！

TECHNO DIGITAL Communication
臨床写真はアナログからデジタルへ
日本・米国・韓国特許取得済

高画質・高性能を追究したデュアルDIGIC6を搭載。
簡単な操作、強靭なボディ、高い映像描写性を併せ持つ最高ランクのモデルです。

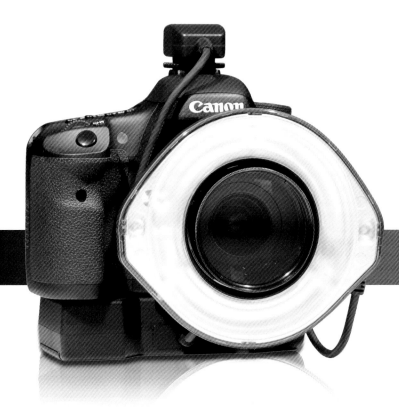

Canon EOS 7D Mark II
参考質量：1,765g

2014年11月発売！

ソニックテクノ各機種比較

高画質型	バランス型	軽量型	バランス型	超高画質型
Nikon D7100 ver.	Nikon D5300 ver.	Canon EOS Kiss X70 ver.	Canon EOS Kiss X7i ver.	Canon EOS 70D ver.
	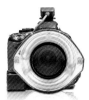	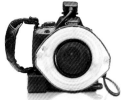		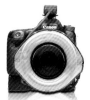
D7100/DCN20-PRO	D5300/DCN21-LV	EOS Kiss X70/DCC24-LV	EOS Kiss X7i/DCC21-LV	EOS 70D/DCC23-PRO
高解像レンズ型質量 1,615g	高解像レンズ型質量 1,385g	軽量レンズ型質量 1,335g	高解像レンズ型質量 1,420g	高解像レンズ型質量 1,607g
画素数 2410万画素	画素数 2416万画素	画素数 1800万画素	画素数 1800万画素	画素数 2020万画素
動画機能 1920×1080 AF不可	動画機能 1920×1080 AF不可	動画機能 1920×1080 AF可能	動画機能 1920×1080 AF可能	動画機能 1920×1080 AF可能
撮影レンジ 2歯拡大～全身	撮影レンジ 2歯拡大～全身	撮影レンジ 2歯拡大～全身	撮影レンジ 2歯拡大～全身	撮影レンジ 2歯拡大～全身
備考 トリミング機能あり オートフォーカスあり Eye-Fiカード対応 プライベート兼用可能	備考 トリミング機能あり オートフォーカスあり Eye-Fiカード対応 プライベート兼用可能	備考 オートフォーカスあり Eye-Fiカード対応 プライベート兼用可能	備考 トリミング、AF各登載 Eye-Fiカード対応 タッチシャッター対応 プライベート兼用可能	備考 トリミング、AF、Wi-Fi各登載 Eye-Fiカード対応 タッチシャッター対応 プライベート兼用可能

※AFはオートフォーカスを指します。Canon製品はムービー撮影時、オートフォーカスが働きます。
※Eos Kiss X7の超軽量型を除き、全機種リングフラッシュかサイドフラッシュかをお選び頂けます。

M&D DIGITAL Communication

株式会社ソニックテクノ　www.sonictechno.co.jp

0120-380-080
受付時間 10:00～18:00（土・日・祝日除く）

〒111-0054 東京都台東区鳥越2-7-4　TEL：03-3865-3240　FAX：03-3865-0143　E-mail：info@sonictechno.co.jp

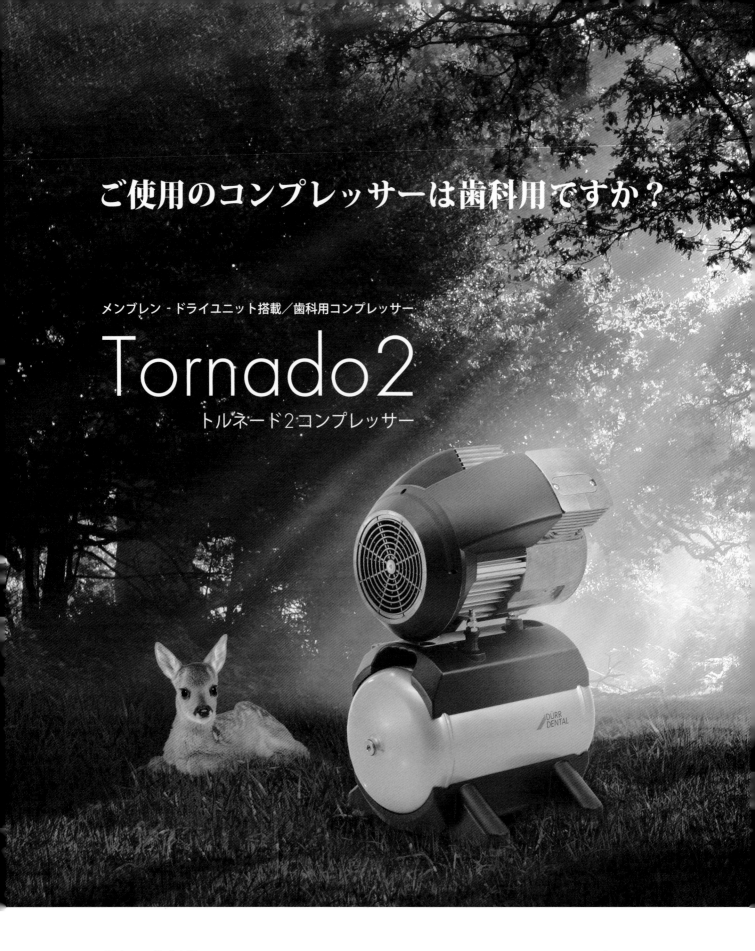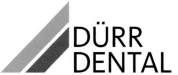

高品質でお求めやすい価格の医療用洗浄剤を歯科施設でも！

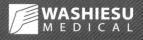

マイナスイオン洗浄剤
ニッカクリア R50

界面活性剤ゼロ ＝ 無発泡洗浄

血液・タンパク質・油脂などの汚染物を瞬時に落とすことができ、界面活性剤・環境ホルモン・毒性化学物質・有機溶剤を含まない、人体や環境に優しい新たな医療用洗剤です。表面保護・防錆・帯電防止効果があり、洗浄剤の一本化によるコストの削減も実現できます。

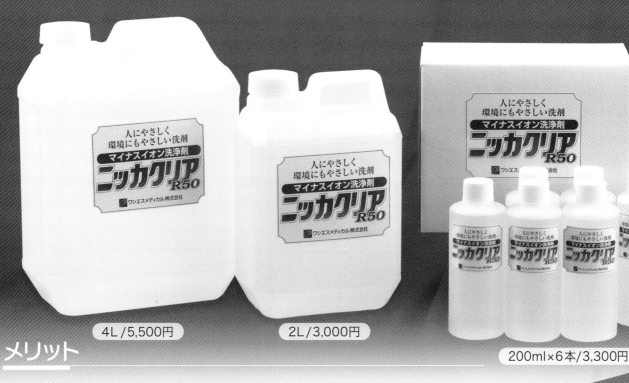

4L / 5,500円
2L / 3,000円
200ml×6本 / 3,300円

メリット

① マイナスイオン効果による三次元洗浄
マイクロバブルで浸透力が高く、隙間の汚れにも効果的に働きます。マイナスイオンの作用で汚れを分離・分解します。界面活性作用で油脂やタンパク質を分解します。

② 環境にやさしい
界面活性剤・環境ホルモン・毒性化学物質・有機溶剤を含んでいません。洗浄後は水に戻ります。（義歯等の洗浄にも使用できます）

③ 高機能・低コスト
様々な汚染物質に対し、強い洗浄力を発揮します。表面保護・防錆・帯電防止効果があります。洗浄剤の一本化で洗浄コストの削減にもなります。

■マイナスイオンによる洗浄効果のイメージ図

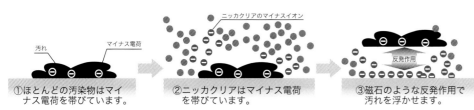

①ほとんどの汚染物はマイナス電荷を帯びています。
②ニッカクリアはマイナス電荷を帯びています。
③磁石のような反発作用で汚れを浮かせます。

浸漬洗浄
50倍希釈目安で使用

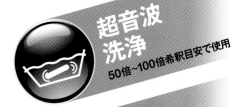

超音波洗浄
50倍〜100倍希釈目安で使用

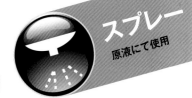

スプレー
原液にて使用

〔お問い合わせ〕ワシエスメディカル株式会社　〒113-0033 東京都文京区本郷2-31-8　Tel.03-3815-7671(代) http://www.washiesu.com

クインテッセンス出版の書籍・雑誌は、歯学書専用
通販サイト『歯学書.COM』にてご購入いただけます。

PCからのアクセスは…
歯学書 検索

携帯電話からのアクセスは…
QRコードからモバイルサイトへ

別冊 Quintessence DENTAL Implantology
デジタルデンティストリーの進化と検証
―ガイデッドサージェリーおよびCAD/CAMテクノロジーの可能性とは―
オッセオインテグレイション・スタディクラブ・オブ・ジャパン
13thミーティング抄録集

2015年1月10日　第1版第1刷発行

監　　修　　鈴木　真名

編　　集　　小川　勝久／勝山　英明／林　美穂／船登　彰芳／
　　　　　　牧草　一人／南　昌宏

発 行 人　　佐々木　一高

発 行 所　　クインテッセンス出版株式会社
　　　　　　東京都文京区本郷3丁目2番6号　〒113-0033
　　　　　　クイントハウスビル　電話(03)5842-2270(代表)
　　　　　　　　　　　　　　　　 (03)5842-2272(営業部)
　　　　　　　　　　　　　　　　 (03)5842-2276(QDI編集部直通)
　　　　　　web page address　http://www.quint-j.co.jp/

印刷・製本　　サン美術印刷株式会社

©2015　クインテッセンス出版株式会社　　　　禁無断転載・複写
Printed in Japan　　　　　　　　　　　　　　落丁本・乱丁本はお取り替えします
　　　　　　　　　　　　　　　　　　　　　　ISBN978-4-7812-0417-8　C3047

定価は表紙に表示してあります